Voyage au pays des infertiles

Geneviève Delaisi
de Parseval

Voyage au pays des infertiles

9 mois dans la vie d'une psy

Odile Jacob

15, rue Soufflot, 75005 Paris

www.odilejacob.fr

ISBN : 978-2-7381-3148-5

À Buzon, ma grand-mère maternelle.

À toi qui m'as accompagnée
pendant quarante-cinq ans,
père de mes enfants, tu me manques.

À mes petits-enfants,
Alice, Lucas, Benoît, Paul,
Moïra, Pierre et les autres.

« Quant à la partie de ce livre qu'on pourrait appeler histoires familiales, elle s'en est élargie pour donner de la fiction, mais sans jamais sortir du cadre d'un récit véridique. »

Alice MUNRO,
avant-propos à *Du côté de Castle Rock*

« C'est toujours les autres qui meurent. »

Marcel DUCHAMP[1]

« Puisque ces mystères me dépassent, feignons d'en être l'organisateur. »

Jean COCTEAU,
Les Mariés de la tour Eiffel

---

1. Il disait aussi : « L'humour et le rire – et pas forcément l'ironie méprisante – sont mes outils de prédilection. Ceci provient peut-être de ma philosophie générale qui consiste à ne pas prendre le monde trop au sérieux – de peur de mourir d'ennui. »

Ouverture

Depuis maintenant plusieurs décennies, tant comme thérapeute que comme citoyenne, je suis immergée dans une communauté très particulière composée de milliers de sujets : ce sont des femmes, des hommes, en couple ou non, qui veulent à tout prix avoir un enfant, des enfants. Et qui sont même prêts à tout pour devenir parents. Ils forment une tribu spéciale si on veut bien chausser un instant les lunettes de l'ethnologue ; ils ont notamment un langage bien à eux, celui des infertiles. Au-delà de leur contenu manifeste, leurs paroles ont en effet un contenu latent qui repose sur des images et des pensées qu'ils ignorent le plus souvent, tout occupés à gérer l'essentiel : le traitement censé les guérir de leur mal d'enfant.

Ils sont étranges sans l'être, ils sont même archi-normaux en un sens, voire normés, l'enfant étant devenu depuis quarante ans une valeur phare de la société. Ils sont atteints d'un syndrome à la fois privé et public : le désir d'enfant (à peine 3 % des couples actuels n'en veulent pas). Ces parents possibles ont rejoint cette tribu des « sujets en mal d'enfant » à l'occasion de leur passage sous les fourches Caudines de la médecine et de la loi française pour obtenir ces enfants qu'ils désirent par-dessus tout et qu'ils n'arrivent pas à avoir de manière naturelle pour des raisons variées.

L'infertilité n'est évidemment pas une maladie. Ce que j'entends, c'est plutôt un mal à dire de ces femmes et de ces hommes qui ne se reconnaissent pas dans les termes médicaux, dans les courbes, les chiffres et les termes étranges, voire blessants, qu'on leur attribue (« ménopause précoce », « vieux ovocytes », « formes anormales » des spermatozoïdes, parfois « trop lents », « femmes mauvaises répondeuses » etc.), langage en décalage complet avec leur mal-être. Alors que leur souffrance, qu'ils crieraient s'ils l'osaient ou le pouvaient, pourrait se dire simplement : « N'importe qui peut avoir des enfants. Pourquoi pas nous ? »

La loi française qui régit l'assistance médicale à la procréation (AMP) est, de plus, particulièrement conservatrice et rigide. Certains patients se voient donc contraints, s'ils veulent mener à bien leur projet parental, de partir dans les pays voisins (on appelle ça du « tourisme procréatif », mais c'est tout sauf touristique !) Ces infertiles sont en général très informés et ont souvent davantage réfléchi que la majorité de ceux qui ont des enfants « sous la couette ». Ils sont très motivés, prêts à tout, notamment à des sacrifices financiers énormes (ce qui est également vrai pour l'adoption, qui coûte d'ailleurs en général plus cher que l'AMP).

Il existe ainsi en France un monde parallèle, celui du peuple infertile que 10 % des Français connaissent ou ont connu à un moment ou à un autre de leur vie. Quand on les fréquente de près, on découvre une nouvelle sous-culture dotée de repères et d'un vocabulaire que ces individus se sont appropriés : par exemple, le terme de « grossesse biochimique » qui correspond aux quinze jours consécutifs au transfert de l'embryon dans l'utérus de la mère possible, enceinte sans l'être vraiment tant qu'il n'y a pas nidation – période d'attente terrible d'une grossesse à la fois réelle et virtuelle. Autre exemple : les TEC (transfert d'embryons fécondés et congelés après une fécondation *in vitro* (FIV) qui a échoué alors qu'on dispose de réserves d'embryons). J'entends souvent dire : « J'ai encore deux TEC » ou « mon petit TEC ». L'embryon transféré est nommé comme s'il s'agissait d'un bébé. Tant les parents que les spécialistes sont pour leur part obligés d'inventer un vocabulaire *ad hoc* pour désigner des situations inconnues jusqu'alors ; par exemple, le terme « frères et sœurs de gènes » pour nommer des enfants qui ont été élevés dans diverses familles car nés d'embryons conçus par les mêmes « parents concepteurs », mais transférés à des mères différentes. Ou encore celui de « jumeaux d'étuve » pour désigner des bébés conçus par FIV le même jour, mais transférés à des années d'écart chez la même mère.

Même si, au départ, je n'étais pas personnellement concernée par la question, une thèse sur la paternité m'a fait tomber dans cette « marmite de sorcières » dans les années 1980, au siècle dernier. Depuis, j'ai essayé et essaie toujours au fil des progrès techniques, avec ma double casquette d'ethnopsy, de comprendre les normes et les valeurs tant de ceux qui offrent les possibilités techniques d'assistance médicale à la procréation (les médecins, le législateur, ceux qui font profession d'éthique) que de ceux qui sont en demande d'enfant. J'ai ainsi tenté au fil du temps et des avancées médicales de décoder les ajustements respectifs des uns et des autres. En vivant mon rôle subjectivement, comme analyste, tout en essayant d'en rendre compte avec les lunettes de citoyenne impliquée dans le débat législatif : en tant que grand témoin lors des états généraux de la bioéthique en mai 2009 par exemple, ou en charge pour la fondation Terra Nova du rapport « Accès à la parenté. Assistance médicale à la procréation et adoption », ou encore dans les nombreux congrès et auditions d'éthique qui se réunissent périodiquement depuis des décennies.

Précisons d'emblée que je ne crois pas à une éthique indiscutable en la matière, à une éthique qui tracerait une ligne entre le « bon » désir d'enfant qui serait valide, et le « mauvais » qui serait pathologique, transgressif ou interdit par nature. Il n'existe pas de définition de ce qu'est une « vraie » et « bonne » famille : le slogan « un papa, une maman, un enfant » affiché sur les T-shirts des manifs de l'hiver 2013 n'a guère de sens, pas plus en ethnologie qu'en psychanalyse ni évidemment qu'en histoire. La famille nucléaire est une forme de famille parmi d'autres, une invention récente en Occident.

Davantage peut-être que l'outil métapsychologique, l'approche ethnologique (ma formation première) m'a été d'un grand secours pour aborder cette tribu des infertiles. L'ethnologie se définit par l'immersion de longue durée dans une communauté de pratiques d'un

« observateur participant » qui s'efforce de comprendre les normes et les valeurs de ceux dont il partage l'existence. C'est mon principal travail depuis quarante ans et celui que je préfère.

Le but de l'assistance médicale à la procréation, c'est de faire famille. Or on sait qu'aucune formule anthropologique ne caractérise l'essence de la famille. Il s'agit donc, face aux variations innovantes et complexes de ces familles « alternatives » constituées par AMP (surtout quand il y a des tiers procréateurs), d'analyser les nouveaux systèmes de parenté déclinés sous nos yeux, les variations d'alliance et de filiation, mais aussi les logiques économiques, politiques et religieuses qui délimitent le permis et l'interdit.

Comme l'écrit Philippe Descola, « l'ethnologie permet de se dégager de la tyrannique myopie du présent en apportant la preuve que d'autres voies sont possibles pour nous assembler et régler nos vies que celles qui nous sont familières en Occident, puisque certaines d'entre elles, aussi improbables qu'elles puissent paraître, ont été explorées et mises en pratique ailleurs[2] ». Propos fondé sur le postulat de l'unité du psychisme humain, illustré notamment par l'œuvre de Claude Lévi-Strauss, sur lequel il me paraît inutile de revenir ici.

L'approche ethnologique, ethnographique même, ouvre ainsi à tous les possibles dont ceux déclinés en AMP, espaces psychiques où on bute sur des questions inédites et des énigmes « à tous les coins de rue ». Celle par exemple de savoir comment définir un embryon

2. P. Descola, « L'ethnologie ouvre à tous les possibles », *Le Monde*, 26 juin 2013.

en éprouvette, hors du corps de la mère. Qu'en est-il quand il a été congelé et que la date de naissance du bébé n'a plus rien à voir avec celle de la conception ? Pourquoi un « bel embryon » ne nide-t-il pas toujours quand on le transfère en fécondation *in vitro* (25 % des cas au mieux), alors que toutes les conditions d'accueil sont plus favorables que dans la nature ? Existe-t-il un âge limite pour être un bon parent ? Quand faut-il arrêter les tentatives – non de suicide, mais d'AMP ? Faut-il nécessairement un père et une mère pour concevoir et élever un enfant ? Etc.

Toutes ces questions ne constituent qu'une minuscule partie de la partie émergée de l'iceberg. Car l'avenir est ouvert à nombre d'inédits, d'impensés : *quid* par exemple du vécu des enfants qui auront passé dix ans dans un congélateur ? Ou de celui qui naîtra après une grossesse *in vitro* le jour où cette technique existera ? Ou encore – dans des déclinaisons des cas qui existent déjà et dont je donne quelques exemples dans ce livre, mais sans recul suffisant sur la longue durée – sous quels auspices vont se développer les enfants conçus dans un couple d'hommes après une gestation pour autrui (GPA) ? Que deviendront ceux qui sont élevés par un parent transsexuel ?

Ces sujets ont été depuis quelque temps étudiés par des auteurs appartenant à des disciplines variées, y compris par moi-même. En ce qui me concerne, après *L'Enfant à tout prix*, écrit en 1984, il ne s'agit évidemment pas d'actualiser ce livre, ce que j'ai d'ailleurs fait pour partie en 2008 dans *Famille à tout prix*. Mon but ici est bien différent : il est d'en rester au *hic et nunc*, c'est-à-dire de raconter l'expérience clinique quotidienne d'une psy – moi-même – qui, depuis quelques dizaines d'années, s'est laissé consciemment et inconsciemment phagocyter et même vampiriser parfois par la tribu des patients en mal d'enfant. Ces pages tentent de raconter sous forme de récit et d'analyser le « mal à dire » de ces sujets qui sont venus me consulter pour que je les aide à « faire avec » leur infertilité, tâche bien différente de celle de soigner une maladie (ce qui est le job de mes collègues fivistes).

Je me donne ainsi le défi dans ce livre de transmettre ma clinique au quotidien, dans une temporalité courte et historiquement datée (neuf mois, de septembre 2013 à mai 2014). En prenant délibérément en compte mes contre-attitudes, mes positions contre-transférentielles liées à mon âge, à ma longue familiarité avec ce sujet, mais aussi à ma situation familiale, de grand-mère notamment, tous éléments qui ne sont évidemment pas les mêmes qu'il y a dix ans, encore moins qu'il y a trente ans.

Modeste, ce journal de bord a pour but d'introduire le lecteur dans le laboratoire familial inédit qui se fait jour sous les yeux de tous, mais que nous ne remarquons le plus souvent pas, le non-dit, voire parfois la honte étant souvent la règle dans ces nouvelles familles. Ces pages font ainsi apparaître l'aspect exotique, presque déjà futuriste, de la clinique de l'AMP. Dans le récit des histoires individuelles et familiales de ces sujets qui nous font entrer dans une dimension de la procréation passablement différente de ce que nous avons connu jusqu'à présent, on verra peut-être émerger des questions totalement nouvelles.

Ces histoires sont de vraies histoires ; ce ne sont pas de ces vignettes cliniques dont les psys sont habituellement si friands. Foin ici de ces montages dans lesquels on trouve des fragments de vies découpés au scalpel pour les besoins de la démonstration au terme desquels, du haut de sa supériorité, l'analyste dissèque et interprète les mécanismes inconscients des patients. C'est tout l'inverse dans ce livre, où j'analyse les interactions entre le psychisme de mes patients et le mien propre, le tout sur fond d'une réalité envahissante – médicale ou sociale –, l'écheveau donnant une histoire originale tissée ensemble. Et où j'en prends parfois pour mon grade. Ces pages fournissent enfin – ce n'est que trop évident – une radiographie de la société française à un moment donné de son histoire (la première décennie du siècle qui commence).

De son côté, Georges Devereux, qui a été avec Roger Bastide l'un de mes maîtres, disait que la subjectivité du chercheur, loin de devoir être considérée comme une source d'erreur, devait être envisagée comme une ressource et même la seule dont dispose celui qui entretient le projet de comprendre une activité humaine quelconque.

Ce livre se situe aussi dans la lignée de « Raconter la vie », dispositif conçu par Pierre Rosanvallon. Le poste d'observation que j'ai choisi est le champ de l'infertilité, mais je me suis voulue dans le même temps l'ethnographe de ma propre vie, au point où j'en suis de ma temporalité personnelle. En évoquant la vie de mes patients, c'est aussi la mienne que je raconte. Ce journal de terrain m'a permis de me servir de mes ressources propres (le sens de l'humour et de l'autodérision, le goût du cinéma, la capacité d'associer le minuscule et le majuscule) pour « ventiler » mes frustrations dues à l'aridité du sujet et contrer la solitude du psy. Me permettant ainsi, je l'espère, de mieux contextualiser ce que j'ai entendu avec davantage d'objectivité. Pour écrire ce livre, j'ai choisi de relater quelques séquences dans la suite réelle de ces quelques mois ; seules ont différé mes réactions contre-transférentielles qui ont varié en fonction de l'actualité législative, du film que j'ai vu (comme mes patients souvent), de mes discussions avec collègues et amis ou encore de ma fatigue.

En lisant ces récits, le lecteur se sentira sans doute par moment pris dans un tourbillon. Il faut qu'il sache qu'il en est allé souvent de même pour moi ! C'est la raison pour laquelle j'ai dû constamment m'oxygéner ailleurs, dans le cinéma surtout. La *laterna magica*, comme disait Ingmar Bergman, permet de se plonger dans d'autres histoires et de prendre du recul vis-à-vis des siennes. Le lecteur pensera peut-être aussi que j'ai trié mes récits pour en tirer une sorte d'« unité ». Il n'en est rien : ce texte est vraiment le journal de bord de neuf mois d'écoute de patients (à quelques très rares exceptions).

Publier des données de « terrain », que ce soit en ethnographie ou en psychanalyse est indispensable pour donner la possibilité de penser, de réfléchir, de discuter. Prendre des cas théoriques ou citer de courtes vignettes abstraites sorties du contexte du travail analytique n'a guère d'intérêt. Or les séances sont confidentielles. Comment sortir de ce dilemme ? Il n'y a pas de solution parfaite. Tous les analystes ont été confrontés à ce problème. Freud, le premier, a écrit sur ses patients. Voici comment j'ai procédé : avant le bouclage du manuscrit j'ai prévenu mes patients que j'écrivais un nouveau livre – ils sont en général au courant de ma graphomanie – et que j'étais amenée à parler d'eux, de manière anonyme bien entendu. Il me paraît cependant évident qu'ils se reconnaîtront. Mon souci a été, en modifiant ou en masquant certains détails ou en ne donnant que des fragments de récits, de rendre leur histoire identifiable par eux-mêmes, *mais pas par des tiers*. J'espère y avoir réussi, les avoir respectés et intéressés.

Je leur suis infiniment redevable de m'avoir tant appris. Ils verront tout au long de ce livre que je ne me suis pas abstraite de la « conversation analytique » et que j'en ai aussi beaucoup dit sur moi comme thérapeute. Ce livre est, en ce sens, bien différent de tout ce que j'ai écrit jusque-là.

Août

Célibataire désormais, j'ai déménagé avant l'été. Quand je rentre fin août, je ne ressens pas encore mon appartement comme un vrai « chez-moi », je ne rentre pas à mon cabinet comme dans mes précédents lieux de vie et de travail.

C'est au fond assez stimulant : je vois désormais les choses de la vie différemment, presque avec des yeux d'étudiante. Je m'approprie mon nouvel espace au travers de « doudous » variés, des livres surtout, quelques meubles et tableaux. On n'a pas, en français, de mot pour *home,* terme pourtant fondamental. Mes patients donnent fort heureusement une âme à mon cabinet : mon fauteuil d'analyste et mon divan assurent la continuité de mon moi. J'appréhendais leur réaction après la longue pause de l'été. Comme lors de mon déménagement, ils réagissent mieux que moi, du moment que je suis là pour eux, sans téléphone, dans le silence, avec les objets et meubles familiers de mon ancien cabinet.

La première patiente après l'été est véritablement seule au monde. Elle a été adoptée à la naissance par de bons parents, malheureusement morts quand elle était enfant. Ils n'ont pas eu le temps de lui dire qui étaient ses parents de naissance, au moins qui était la mère qui a accouché d'elle car sa mère adoptive était présente à son chevet ! On lui a seulement expliqué qu'elle était adoptée et qu'on lui dirait plus tard qui étaient ses parents (des « gens très bien »). Depuis, personne ne lui a jamais rien dit ! Histoire folle, mais vraie. Cette patiente a essayé de ne pas le devenir elle-même et y a pas mal réussi. J'en parle ici en raison de la question des origines inconnues qui est présente dans ce livre sous d'autres formes (dans des dons anonymes de gamètes ou d'embryons par exemple). Depuis cinquante ans et la mort de ses parents adoptifs, cette patiente est un électron libre, sans racines, sans repères. Elle a passé un été dur, la solitude est pire en été. Cette séance de reprise est vitale. Je n'ose imaginer comment ça se serait déroulé si je n'avais pas été là le jour prévu. Elle s'allonge sur le divan et sa vie psychique reprend aussitôt le dessus. Telle Pénélope, elle tisse et retisse dans le transfert l'écheveau de sa naissance, puis des traumatismes successifs qu'elle a vécus. Travail de longue haleine, au long cours – j'ai l'impression de faire une course de fond avec elle, une sorte de marathon interminable.

Arrive la mère d'une petite fille de 2 ans adoptée récemment. Il se trouve que sa sœur a en même temps accouché : il lui semble que toute la famille – dont sa mère, la grand-mère – ne s'intéresse qu'au bébé de sa sœur. C'est une grande souffrance. Comme si, dit-elle, l'adoption était pour sa famille une « sous-filiation ».

Puis séance avec une patiente dont le bébé a été conçu après un don d'ovocyte anonyme (c'est la règle dans plusieurs pays, dont la France). Tout va bien, sauf que, lorsque son fils dort, cette maman dit ne plus le reconnaître : elle croit voir les traits de la donneuse... Elle associe, un peu désabusée, sur le fait que la grossesse ne lui aurait pas servi à grand-chose pour arriver à « adopter » ce bébé *in utero*, question que nous avions pourtant longuement travaillée avant sa décision de recourir au don.

Il y a là un enseignement à tirer pour tous ceux, spécialistes compris, qui définissent la maternité par le vécu de la grossesse et de l'accouchement en ignorant – ou en voulant ignorer – la composante génétique, littéralement impensée. Ni la loi ni l'opinion publique n'ont encore envisagé le cas d'une mère qui serait seulement génétique. Et pourtant, en matière de paternité, on ne sait que trop que la preuve génétique est reine (« père génétique » est, on le sait, une expression couramment employée). Reconnaissons que la société n'a pas encore pris la mesure de la division possible de la maternité en trois composantes depuis la FIV et le don d'ovocytes : il peut exister désormais une *maternité utérine*, une *maternité génétique* et une *maternité d'intention* (en dehors de la maternité adoptive qui a été, elle, très étudiée). La maternité peut désormais être « portée » par plusieurs femmes différentes ; c'est le cas des mères porteuses, par exemple. Il existe aussi des mères qui sont seulement génétiques : j'évoque plus loin l'histoire d'un couple de femmes qui ont eu un bébé par FIV dans laquelle l'une est la mère génétique, l'autre la mère de grossesse et d'accouchement.

Une très ancienne patiente (quinze ans de thérapie en face-à-face) a quand même mal supporté mon déménagement : elle est en retard aujourd'hui, elle s'est trompée de ligne de bus et a loupé le bon jour de la séance. Je la reçois malgré tout parce que je suis disponible quand elle finit par arriver. Elle a eu quatre enfants, trois garçons sont morts. En outre, pendant sa dernière grossesse, elle a pris du Distilbène, c'était, hélas, l'époque ! Cette jeune femme a eu de graves difficultés pour arriver à avoir un enfant. Mme V. est cependant gaie, pleine d'humour, toujours aussi passionnante, tant dans le récit de sa cure thermale l'été d'avant que des disputes avec son mari en voiture. Ou en me racontant la lecture d'un texte d'Aragon à l'enterrement d'un de ses vieux amis (elle me l'envoie par e-mail, magnifique). Parler de résilience est presque déplacé dans son cas, c'est tellement plus ! Elle possède des ressources étonnantes, et les séances de thérapie, même espacées (mes vacances, les siennes, ses voyages), lui permettent en quelque sorte de recharger ses « batteries de résilience ». Elle profère aujourd'hui une phrase jamais prononcée en dix ans : « C'est grâce à vous que j'ai fait le deuil de mes fils. » Et elle passe à la météo comme si de rien n'était… J'en suis bouleversée mais fais moi aussi comme si de rien n'était… Elle me considère en tout cas comme inaltérable, comme si je ne vieillissais pas en même temps qu'elle.

Puis c'est la séance d'un patient ingénieur, en pleine forme après les vacances. Il m'inspecte en douce pour voir si je suis bronzée ou pas. Cet homme – qui a un peu d'embonpoint – porte en lui, physiquement et psychiquement, nombre de deuils : un frère, un père et deux oncles, tous morts de façon violente (guerre, suicide, accident de voiture). Il n'a pas d'enfant et il s'est installé dans une vie assez douce grâce à son métier, à sa femme… et à l'analyse, même de façon discontinue car il voyage d'un bout à l'autre du monde. Il semble en tout cas avoir fait son deuil d'enfant. Les dates d'anniversaires (des morts, les deux dernières guerres) le fragilisent cependant.

Pour moi aussi, cette année 2014 va être chargée d'affects pénibles : deux oncles disparus pendant la Grande Guerre, mon père dans les camps jusqu'à mes 5 ans, pendant la Seconde. Je l'ai raconté dans *Roman familial*. J'ai été élevée avec la photo du héros (un oncle) au-dessus de mon lit. Ce patient a lu mon livre, c'est la raison pour laquelle il a repris une « tranche » avec moi. Il me l'a confié sans être tout à fait sûr de l'identité de la protagoniste de mon « roman », mais il a des doutes… Peu lui importe d'ailleurs, puisque c'est moi qui l'ai écrit.

Je fais une cure de cinéma en salle après deux mois d'abstinence : *Grand Central*, découverte de ce monde inconnu des « sous-mains » du nucléaire. Instructif. Léa Seydoux joue (mal). C'est le début de sa notoriété, son nom fascine probablement plus que son physique ou que son jeu. Puis Nicole Garcia dans *Gare du Nord*. Elle joue bien et a un joli manteau vert, mais c'est de la fausse ethnographie. Et deux heures, pitié !

J'ai ensuite une séance à fréquence irrégulière avec un patient que je sens incapable d'un suivi au long cours, un homme intelligent et touchant, mais instable sentimentalement (il passe de femme en femme) et sans vraie demande de compréhension. Cette fois, il vient me dire qu'il a vécu un amour fou avec une femme de son âge (la quarantaine). Ils ont décidé d'avoir un enfant. Elle en a déjà deux d'un précédent mariage, lui aucun (il est divorcé). Le diagnostic médical a indiqué une insuffisance ovarienne liée à l'âge de la mère. Peu leur importait, ils se sont rendus en Espagne et ont entrepris rapidement un don d'ovocytes. Le résultat a été immédiat : ça a marché au premier cycle !

Néanmoins, pendant la grossesse, le couple a commencé à se désunir, au point que deux mois avant l'accouchement, ils étaient déjà séparés. Le père a fait une reconnaissance prénatale et entendait bien exercer ses droits de garde dès la naissance du bébé. Conflit sur conflit, chacun a pris un avocat. Mon patient (juriste lui-même) est outré par le rejet de la mère : on lui a accordé le droit de voir son bébé deux heures par quinzaine – c'est le jugement provisoire – en présence de la mère qui allaite (ça, ce n'était pas dans le jugement !). Par mesure de rétorsion, il a une idée assez diabolique : il veut arguer du fait qu'il est le père biologique et social, tandis que sa compagne est mère seulement sociale puisqu'il y a eu don d'ovocyte. Autrement dit, il est prêt à porter sa demande très loin pour tenter de casser la présomption de maternité de la mère gestatrice, preuves par ADN à l'appui (il est peu probable que le juge le suive dans cet argumentaire). Tout cela pour aboutir à une garde partagée, ce que la mère essaie de récuser par tous les moyens possibles.

Ce bébé part bien mal dans la vie ! Devrait-on faire passer un « examen de parentalité » avant les AMP avec dons ? Ce n'est guère le problème des cliniques espagnoles, submergées par les demandes des couples français, à l'instar des hôpitaux belges qui sont envahis, eux, par les demandes d'insémination de couples lesbiens. Il serait temps que la France règle elle-même ce type de problèmes, ce qu'elle ne semble cependant pas près de faire !

Chemin faisant, au fil des années, je continue à me demander ce qui définit une mère. Dans mon propre travail analytique, j'ai réalisé que je n'avais pas connu ma mère de l'avant-guerre. Mon frère a connu une jolie femme nantie d'un mari et moi une « mère de la guerre », tendue, triste, sévère, seule, mon père étant resté prisonnier pendant cinq ans. C'était bien la même mère, pourtant.

J'ai également travaillé la question de savoir ce qu'est une mère lors de mon expérience à l'hôpital, dans des maternités dites ordinaires. J'en ai rendu compte dans *La Part de la mère*. C'était tout sauf ordinaire ! Le sous-titre de ce livre était : *Le quotidien est exotique*. L'inverse est également vrai. C'est aussi une raison pour laquelle je me suis passionnée pour Jean Seberg, pour sa relation avec son fils Diego et sa nourrice Eugénia.

Il n'est que trop évident qu'il y a beaucoup à comprendre dans les déclinaisons maternelles liées à l'AMP, maternités qui ne sont plus arrimées au seul pôle de la grossesse et de l'accouchement : par exemple, les maternités avec des dons de gamètes ou d'embryons, les maternités par gestation pour autrui ou les maternités transsexuelles. Ces histoires dont je raconte certaines éclairent d'un coup de projecteur le continent noir de la maternité qu'on estimait depuis la nuit des temps dépendre du seul fait de porter un enfant et d'en accoucher. Avec Jacques Derrida, on peut défendre l'idée selon laquelle « moins que jamais aujourd'hui on peut être sûr que la mère est celle qu'on croit voir accoucher[3] ». Il employait la très juste expression de « suppléments de mère », concept qui peut s'appliquer à la maternité pour autrui – l'une des possibles indications de la FIV de l'avenir –, mais aussi à tant d'autres mères, dont les mères adoptives, qui prennent le relais de la mère génitrice.

Sur la chaîne Planète passe ce soir-là un documentaire qui évoque le 11 Septembre. En 2001, nous étions scotchés devant la télévision Ph. et moi, comme le monde entier. Ensuite, nous sommes allés au restaurant, c'était l'effervescence, tout le monde se parlait comme en Mai 68. Revoir les Twin Towers flamber me rend mélancolique et me rappelle l'incendie récent de ma maison de Bretagne qui s'est effondrée comme un château de cartes, le toit en torche, les murs s'écroulant comme dans un film. Restait le billard, tout seul dans

3. J. Derrida et É. Roudinesco, *De quoi demain… Dialogue*, Paris, Flammarion, « Champs », 2003.

les décombres... il était dans le garage et n'a pas brûlé. Image de cinéma ! Objet mythique présent dans tant de films.

Après les descriptions orales et les photos des voisins, j'ai regardé le site des journaux locaux. On m'avait dit que les photographes étaient arrivés en même temps que les pompiers, avertis peut-être par eux. C'était vrai : les clichés étaient spectaculaires. Outre ma maison avec ses « trésors », dont mes *Bécassine* reliées, j'ai perdu le chalet où j'avais l'habitude d'écrire, mon « gueuloir ».

J'en connais un bout maintenant sur la psychanalyse du feu. J'ai aussi réfléchi sur les cendres : l'expression « réduit en cendres » (ma maison et, un an avant, mon mari, suivant sa volonté cette fois) me rappelle mon enfance catho où le « jour des cendres » (le lendemain du Mardi gras) le prêtre nous faisait une onction de cendres sur le front en disant en latin : « N'oublie pas que tu es poussière et que tu retourneras en poussière. » Évidemment, je trouvais ça hautement ridicule à l'époque. Moins maintenant. Mais je me sens plus à même d'aider certains patients dont la vie a été réduite en cendres.

Septembre

Au moment de la marée d'équinoxe, je pars me ressourcer en Bretagne – ailleurs. Avec mes amis ethnologues, nous allons, je pense, discuter du film *Jimmy P.*, qui vient de sortir ; il s'agit de Freud, de Devereux. Deux de mes maîtres. Film essentiel. Je l'ai apprécié même si Almaric ne ressemble pas physiquement au Devereux que j'ai connu âgé et qui portait encore beau. Il y avait partout chez lui des photos de lui style Harcourt, à 30 ans, en uniforme ! Narcisse quand tu nous tiens… J'avais rédigé un portrait de lui à l'époque pour *Le Monde* : trois entretiens de deux heures chacun chez lui, allongée à côté de lui (c'était son protocole !). J'étais sortie épuisée, mais il avait une pleine page ; il était ravi et moi aussi. *Jimmy P.* est une vraie ethnopsychanalyse, rien à voir avec un certain n'importe quoi actuel qui porte ce nom. La discipline est assez galvaudée aujourd'hui.

Je suis allée autrefois à la Menninger Clinic à Topeka, dans le Kansas. Souvenirs, souvenirs… Si tous les psys devenaient un peu ethnologues, ça changerait la face de la psychanalyse, encore bloquée sur un modèle de la famille datant du temps de Freud en total décalage avec la modernité, surtout dans le champ de l'AMP. Chacun désormais construit son modèle de famille, et l'Œdipe d'aujourd'hui n'est plus celui d'il y a cinquante ou cent ans. Il n'empêche que ce complexe nodal existe toujours, mais sous des formes différentes. Les situations nouvelles auxquelles on assiste actuellement conduisent à distinguer schématiquement deux visions complexes de l'Œdipe : celui de l'époque de Freud, du temps de la famille nucléaire, et sa déclinaison actuelle, bien différente, qui est davantage centrée sur la place du tiers qu'occupait autrefois le seul père entre la mère et son enfant. Ce tiers peut désormais être un autre parent que le parent géniteur et légal, ou un autre parent du même sexe. Il peut aussi être incarné par la loi (le juge) ou encore par un référent social. L'essentiel demeure la triangulation, fondamentale pour la maturation psychologique du futur adulte.

Dans la foulée de l'ethnopsy, je soumets à mes amis un cas personnel : la personne qui fait le ménage chez moi en Bretagne m'adresse une demande qui me met mal à l'aise. Elle organise un grand week-end pour célébrer les 60 ans de son mari et a des problèmes pour loger pendant deux jours tous les cousins bretons. Elle voudrait louer mon appartement ! Je suis restée interdite et ai bafouillé que je ne le louais pas, mais ce n'était pas la vraie raison. La vraie, c'est que je considère que ce serait un viol de mon intimité par quelqu'un qui n'est pas une amie (mon lit, ma salle de bains avec, notamment, le foutoir de mon armoire à pharmacie qui doit en dire long sur moi). Voyant mon hésitation, elle a ajouté, croyant me rassurer, que ce serait elle et son mari qui coucheraient dans mon lit (!), pas des inconnus. Scénario pire pour moi, en vérité, ce qu'elle ne comprendrait sans doute pas… Sa personne physique m'inspire peu, ce qui n'est nullement lié au fait que je suis la « patronne », mais à quelque chose de plus profond. En faisant du Devereux, j'aurais l'impression de coucher avec elle si elle dormait dans mon lit, se servait de mon verre à dents, etc. Avec son mari, à la rigueur, ça me gênerait moins.

Mes amis, eux, pensent que je suis obligée d'accepter et qu'il y aura du positif dans tout ça : ça créera une dette, pas en argent, mais, par la création d'un contre-don, elle deviendra mon « obligée », comme l'a montré Mauss. L'anthropologie va m'aider, je l'espère, à surmonter la « théorie des humeurs » (coucher dans le même lit, utiliser les mêmes wa-wa) qui paradoxalement, relève, elle, davantage de la métapsychologie. Bref, après consultation, je vois que je ne peux pas refuser.

Sur ce, c'est la pleine lune. Des artistes font des œuvres éphémères sur l'estran, cette partie des plages qui ne se découvre que par les marées les plus importantes. Les sculpteurs sur sable ont donc entre sept et dix heures, pendant deux jours consécutifs, pour exposer leurs créations fantomatiques. Certains recommencent à la marée suivante. Je suis fascinée et je reviens tous les ans me remplir les yeux et les oreilles de cette marée de fin septembre. Chaque plage est différente : les artistes et danseurs utilisent râteaux, piquets, sable, galets, peinture, filets, algues, canots, rames, tout ce qu'ils trouvent dans les déchets locaux. La foule regarde la marée monter inexorablement, détruisant ce qui a été patiemment construit. Ceux qui ont vécu au bord de cette mer qui a de véritables marées (ce n'est pas une flaque comme la Méditerranée, je vais me faire des ennemis) repensent aux châteaux de sable (en Espagne ?) qu'ils défendaient avec acharnement dans leur enfance.

Deux d'entre nous se baignent, la plage est déserte, l'eau est fraîche, à 17 °C, mais la thalasso *in situ*, ça revigore. C'est le charme des vacances hors saison, comme on dit ; quand je pense à cette même plage en juillet dernier, remplie comme le métro à 18 h 30, ce n'est plus la même. À mon âge, je devrais être sortie de la grégarité des vacances scolaires. Et pourtant, il n'est pas si simple quand on est psy de travailler à Paris et de partir en vacances au moment où tout le monde rentre. J'en parlais il y a peu avec des collègues américains qui s'arrêtent seulement quinze jours en été, la rentrée universitaire ayant lieu mi-août. Ça ne les empêche pas de prendre des vacances à d'autres moments, ce qu'ils me suggèrent. Et si j'essayais en effet de sortir du modèle grégaire des Français ?

Dans le train du retour, notre équipe de trois tchatche de PMA, de GPA, de couples lesbiens, *as always*, dans un « carré » du wagon où la quatrième personne est une jeune fille plongée dans un livre anglais. Celle-ci, en réalité française, sursaute en nous entendant et se mêle à la conversation. Elle est homosexuelle, mais ne veut en aucun cas avoir un enfant par ces « moyens horribles ». Je lui dis, en forme de boutade, qu'elle est tombée sur un groupe très spécial... Quand elle est descendue, nous réalisons qu'elle a compris que nous étions trois lesbiennes en goguette, ce qui nous réjouit.

Après l'air marin, j'en retrouve un autre : celui de *Werther* à la Bastille avec Roberto Alagna dans le rôle-titre. Bonne transition. Cette pause bretonne m'a, entre autres bienfaits, permis de réfléchir de nouveau à la relation thérapeutique qui est décidément à adapter en fonction de la nouvelle clinique qu'est la demande psy en AMP.

Un seul exemple : je pratique ce que j'appelle de manière métaphorique « réchauffer les embryons congelés » avec les patientes chez qui on transfère des embryons conservés depuis longtemps. Ça marche assez souvent (pas par magie, mais par transfert interposé). L'ethnopsychanalyse est mon levier, mon miel, ma grille de lecture ; je m'en sers tous les jours ou presque avec tous ces patients en mal d'enfant, qu'ils soient hétéros, homos, célibataires ou transsexuels et qui constituent une véritable tribu, avec ses codes, son système de pensée. Il faut essayer de parler leur langue, de comprendre leur culture, à l'instar de Devereux avec son Indien : ce dernier n'était pas malade, mais on lui avait attribué ce statut. Le peuple infertile ne l'est pas non plus : ne pas avoir d'enfant n'est pas une maladie ! Cependant, dès qu'un sujet ou un couple entre dans ce parcours, ils ou elles deviennent des patients au point qu'ils en deviennent parfois malades, infertiles en l'espèce alors qu'ils ne l'étaient pas au départ. Avec ma boîte à outils, j'essaie de leur rendre leur liberté, avec ou sans traitement, avec ou sans enfant. Freud n'avait évidemment prévu ni la congélation, ni le jeu avec le temps dans la manière de planifier les naissances, caractéristiques de l'enfantement aujourd'hui. Déjà contraception et IVG avaient « introduit un coin » dans la maîtrise du temps de la conception.

Je me réjouis toujours de recevoir des nouvelles d'anciens patients, notamment des faire-part de naissances de ceux qui m'annoncent l'arrivée d'un bébé survenue longtemps après l'arrêt de tout traitement. De fait, les études les plus récentes de l'Inserm montrent que de 20 à 30 % des couples qui ont fait des années de FIV et n'ont pas eu d'enfant en ont eu ensuite, un ou plusieurs, naturellement. De quoi faire réfléchir…

Cela montre en tout cas qu'à l'instar de Zeus accouchant d'Athéna par la tête, les enfants se font ailleurs que *via* la plomberie ; la médecine est un adjuvant de la procréation. Tous les couples pseudo-stériles – dont l'infertilité reste inexpliquée ou iatrogène – peuvent être aidés avec efficacité par une approche ethnopsy… et par le temps. Or notre société est dans le « tout, tout de suite ». Tyrannie particulièrement ambivalente dans ce domaine, où le désir d'enfant ne se matérialise pas par le fait de cocher une case « infertilité » dans un formulaire Sécu.

Je remarque par ailleurs que la tendance qui monte, la tendance dans le monde d'aujourd'hui – sauf en France qui procrée à tout va (la crise ?) –, est de ne plus avoir d'enfant ou juste un : la *cover* du *Elle* clame « Des enfants, non merci ! » et celle du *Time Magazine* d'octobre « *The childfree life* ».

Cela renvoie à la question de fond : à quoi servent les enfants ? Avec son impuissance radicale, avec le narcissisme qu'il confère au cercle de famille (ou qu'il blesse), il est, c'est vrai, d'un emploi incertain ! Swift disait qu'il suscitait des fantasmes cannibales à 1 an (on en mangerait) ; Winnicott le disait aussi. Est-il bien raisonnable de procréer ? Je dis ça alors que je vois en permanence des patients prêts à tout pour être parents… Y a-t-il un « droit à la procréation » ou, à l'inverse, « à la non-procréation » (ce type de cas a été plaidé aux États-Unis) ?

Avoir un enfant est à mon sens un acte de folie ordinaire. Ordinaire certes, mais folie quand même. Il suffit d'en être conscient.

Octobre

Réunion de travail avec des collègues sur la « congélation sociétale » des ovocytes, procédure votée il y a plus d'un an et dont personne ou presque ne parle, alors qu'elle va faire du bruit quand le décret d'application sera voté (ce qui, en France, peut prendre des années). On verra alors des pubs (*via* les gynécos et la presse) adressées aux jeunes femmes, du genre : « Mesdemoiselles, congelez vos ovocytes maintenant. Ainsi, vous pourrez avoir des enfants plus tard, à 35 ou 40 ans, sans risque de trisomie [je simplifie]. Et, au passage, vous pourrez en donner à d'autres, car vous n'en utiliserez sûrement pas des dizaines dans votre vie. » On voit l'effet de procrastination que cela risque d'induire : ce ne sera jamais le bon moment, le bon jules, le bon appartement, le bon boulot, etc. En outre, la manipulation du geste de donner ne me paraît pas de bon aloi, mais c'est habituel en France où la loi incite des mères de famille à donner des ovocytes de manière anonyme pour leurs amies ou parentes afin d'obtenir pour ces dernières un passe-droit dans la liste d'attente. C'est l'« éthique à la française » ! Tout plutôt que de proposer un dédommagement financier limité (à hauteur de neuf cents euros), ce que font la plupart des pays voisins. En France, l'argent est sale, il faut le savoir.

Arrive en séance un patient, brillant et sympathique (la sympathie compte, même si ça crée un biais d'écoute) :

il mène depuis des années une vie homosexuelle stable et exprime encore une fois sa déception de ne pas avoir réussi à faire son *coming out* vis-à-vis de ses parents, avec lesquels il a passé une semaine. Ceux-ci continuent à lui présenter des jeunes filles… Il voudrait que ce soit fait avant l'arrivée d'un enfant qu'il espère pour l'année prochaine, ne sachant comment ses parents vont prendre la nouvelle.

Puis s'effondre sur le divan une patiente triste, désespérée car son amante de jeunesse vient de mourir. Elle est mariée depuis vingt ans, mais n'a cependant plus jamais aimé quelqu'un comme cette personne, sa professeure de français à l'époque. Elle ne peut expliquer son chagrin à son mari ni à qui que ce soit, sauf ici.

À écouter nombre de patients, je me demande parfois qui n'est pas bisexuel. En un sens, la différence ne se situe-t-elle pas entre ceux qui passent à l'acte et ceux qui se contentent de fantasmer ou de rêver ? Je me souviens d'un de mes patients les plus anciens (trente-cinq ans ?) qui m'a dit à sa première séance : « Je viens en thérapie parce que je suis un homosexuel marié. Pas pour changer ! », a-t-il ajouté. Sa femme avait découvert sa double vie et il traversait un divorce compliqué autour du problème de la garde des enfants (deux garçons), l'avocate de son ex ayant plaidé le danger qu'il y aurait à laisser ses fils avec lui. C'était l'époque – pas si lointaine – où on assimilait homosexualité masculine et pédophilie. Ce père avait heureusement obtenu la garde alternée, à la demande de ses fils d'ailleurs. Je l'ai revu des années plus tard pour des problèmes de couple avec le compagnon avec lequel il vivait depuis quinze ans. *Nobody is perfect.* Une sociologue américaine évoque la notion de « fluidité sexuelle » à propos des palinodies sentimentales et sexuelles de nos contemporains. Un concept intéressant. La romancière irlandaise Nuala O'Faolain a écrit un magnifique roman, *Best Love Rosie*, dans lequel elle raconte le seul grand amour homosexuel de sa vie, elle qui a eu au demeurant une vie hétérosexuelle plutôt riche.

Une patiente que je suis depuis longtemps en analyse a perdu sa mère. Celle-ci disait tout le temps qu'elle allait mourir, que son cœur s'arrêterait brutalement, mais personne ne la prenait au sérieux ! Or, une nuit, « de battre son cœur s'est arrêté » (beau film de Jacques Audiard). Ayant l'âge de sa mère, je me sens très concernée, au-delà de l'empathie que j'ai avec cette patiente, une collègue.

Le lendemain matin, j'ai rendez-vous avec une ancienne patiente qui a suivi quelques années de psychothérapie analytique liée au deuil de sa mère morte quand elle était adolescente. C'est une *career woman* typique. Elle vient me présenter son bébé âgé de 9 mois, conçu « naturellement » après un autre, mort *in utero*. Elle souffre d'être écartelée entre son job et sa maternité ; c'est un bébé dit « précieux » pour la médecine, compte tenu des circonstances. Cette mère a dû en effet subir une interruption médicale de grossesse (IMG), expérience ô combien traumatisante.

Sa société, une multinationale la soumet à une pression importante qu'elle « manage » d'ailleurs plutôt bien ; il n'empêche que les femmes d'un niveau élevé paient le prix fort de la maternité. Son mari, qui est dans la fonction publique, est beaucoup plus cool, dit-elle. Cette jeune mère a peur de ne pas être « suffisamment bonne » (la crèche, sa fatigue...).

Qu'est-ce qu'une « mère suffisamment bonne » pour qui n'a pas lu Winnicott ? Tout le monde s'en fait une idée : une mère toujours disponible, de bonne humeur quand elle rentre du travail, etc. On ne pose guère la question pour le père... Je tente de dédramatiser en lui disant que les bébés gardés exclusivement par une mère qui s'est arrêtée de travailler (et s'ennuie souvent au square avec les nounous) ne se portent pas forcément mieux que ceux des mères surbookées (pour peu que le père participe activement) et pour lesquelles chaque heure avec leur bébé est précieuse. Et, surtout, il n'existe pas de recette pour être une bonne mère.

Elle semble repartir mieux qu'elle n'était arrivée. Cette jeune femme avait peu de repères maternels. C'est même ce « *gap* de mère » qui l'avait amenée en thérapie : elle avait mis plusieurs années à arriver à être mère. Le transfert sur une mère (moi) a été sans doute utile.

J'ai ensuite une séance (épuisante) de thérapie mère/fille. C'est particulièrement insolite car la fille a 50 ans et la mère 80 ! Elles viennent tenter de débrouiller leurs relations entre elles et la fille de la fille, petite-fille donc de la grand-mère (qui est mon ancienne patiente), enfant que ses parents ont adoptée il y a onze ans. Il se trouve que la maman de cette enfant a été conçue par insémination avec donneur anonyme (IAD). C'est l'un des premiers cas en France. Mère et fille disent vouloir essayer de se parler « vu le peu de temps qui reste », dit la grand-mère : elles organisent des sorties, visitent des expositions, vont au restaurant, mais, dès le plat principal, elles se disputent violemment ! Il y a du pain sur la planche : dès qu'une porte s'ouvre, une autre, verrouillée, surgit. Elles prennent toutes deux des notes, le climat est lourd. Je tente de faire de la « réduction à l'on », comme Lacan, selon ce que nous disait Serge Lebovici, le Lacan d'avant-guerre. En clair, c'est une phrase qui dédramatise, comme si, en affirmant que « tout le monde vit ça », que « les relations mère/fille, c'est toujours compliqué », on relativisait la situation du patient. Ça marche bien en général. Aujourd'hui, ça détend l'atmosphère car ça induit une relativisation du poids de l'IAD en ramenant leurs différends à une classique relation mère/fille/petite-fille. La question de l'insémination et du donneur anonyme de sperme est déjà venue et reviendra plus tard.

Vient à sa séance, mensuelle maintenant après une longue analyse, une patiente qui se nomme elle-même « fille DES » en raison des dégâts qu'a causés chez elle le Distilbène, médicament que sa mère a pris comme des milliers de femmes enceintes dans les années 1970 qui avaient un risque de fausse couche. (J'ai eu de la chance d'avoir un bon obstétricien, car j'ai moi-même été enceinte dans ces années-là avec cette menace.) Cela a provoqué chez cette jeune femme une grave malformation utérine. De manière absolument héroïque, elle est cependant arrivée à avoir deux enfants par FIV au terme de grossesses épiques au cours desquelles sa propre vie et celle de chacun de ses bébés ont été menacées. Le talent de son obstétricienne, très engagée dans la cause des « filles DES », y a été pour beaucoup. Paradoxalement ou non, sa famille d'origine s'est cassée depuis les naissances : sa mère ne la voit plus et ne s'intéresse qu'aux enfants de sa sœur. Le Distilbène, quelle saloperie ! Outre le plan médical, ça abîme nombre de familles, notamment les relations mère/fille.

La séance d'aujourd'hui est dense, très émouvante : cette patiente – épuisée par son travail, des enfants pas faciles, etc., la vie en somme... – a maigri. Elle me le dit (je le vois) ; elle associe alors sur la Shoah où a péri une partie de sa famille paternelle et maternelle. Elle me redit, comme souvent, comment, petite, elle était gardée par l'une de ses grands-mères rescapée des camps et entourée de gens âgés qui eux-mêmes... Elle ne se souvient pas de ce qu'ils disaient, mais de l'atmosphère lourde. Elle fait ce soir une association avec son propre combat pour transmettre la vie à tout prix (elle a mis des années avant d'avoir des enfants). Donner la vie à des enfants pour tenter de réparer le drame de l'assassinat de ses « parents ». Cela lui semble plus clair, voire évident ce soir. Je m'étais bien gardée de l'interpréter plus tôt. Il fallait que cela vienne d'une prise de conscience chez elle (l'amaigrissement).

Dans ce contexte de ma fatigue et de mes propres associations sur cette séance, je regarde à la télévision

Expiation, avec un immense intérêt vraiment bienvenu. Ce film britannique est tiré d'un remarquable roman éponyme de Ian McEwan que j'ai lu avec passion (Ph. aussi). Il se passe pendant la Seconde Guerre mondiale. On y voit notamment une longue séquence, magnifiquement filmée, de la débâcle de la poche de Dunkerque, ces quelques jours où les armées française et anglaise ont été piégées avant que certains – peu – puissent embarquer sur divers bateaux. Ici, c'est le côté anglais qui est traité. D'un seul coup me voilà bouleversée car c'est à Dunkerque que mon père a été fait prisonnier en juin 1940 par les Allemands, de manière héroïque m'a-t-on raconté, afin de ne pas abandonner son bataillon, alors que, excellent marin, il aurait pu rejoindre deux camarades qui avaient trouvé un voilier pour traverser la Manche, particulièrement calme cette nuit-là !

Quant à moi, je naviguais alors, *in utero*, sur d'autres eaux. C'est à cause de Dunkerque que je n'ai pas eu de « père de l'enfance » et que j'ai tout naturellement essayé au cours de *x* années d'analyse de comprendre la paternité. Je craignais une mauvaise nuit, ce qui a été tout le contraire, ce fut une nuit apaisée, avec des rêves que je me suis empressée de noter et d'analyser le matin.

Comme si aucun intervalle entre les séances n'avait eu lieu, arrive l'une de mes patientes les plus anciennes (vingt ans avec des intervalles). Elle semble sûre de me revoir. Déménagement ou pas, je fais partie de sa vie, de ses « meubles mentaux ». Je ne suis pas une mère, pas une grand-mère dans son transfert, je suis une évidence. Elle fait mine de ne pas s'intéresser à moi, à mon déménagement, etc. C'est assez classique d'un fonctionnement en faux self. Elle a adopté deux enfants, adultes maintenant. Or tout est loin d'être réglé dans son histoire compliquée. Elle revient de temps en temps pour une « tranche ». (Le terme est affreux mais courant. Comment qualifier ce moment ?)

La patiente suivante s'allonge avec soulagement sur mon divan comme pour se reposer entre deux voyages en avion autour du monde. Enfant déjà, binationale, elle vivait entre deux continents. Son mari travaille pour l'instant à l'autre bout de la planète. Ici, c'est son point fixe, elle s'arrange pour ne rater que très peu de séances. Elle a une fille conçue par IAD et s'est débattue cette année avec la question complexe d'embryons congelés qui lui ont été finalement transférés, mais ça n'a pas marché.

Encore un impensé de la loi bioéthique : qu'est-ce qu'un embryon congelé pour le psychisme ? Nous ne sommes pas encore « équipés », les patients non plus. Cette patiente avait du mal à savoir quoi décider au sujet de ses embryons, surtout dans son cas particulier où ils étaient le fruit d'elle-même et d'un donneur de sperme anonyme. Son mari la laissait libre de son choix, pour les « congelés », il ne voulait pas intervenir. Pensait-il que ce n'étaient pas ses enfants ? Je n'en sais rien. Ce sujet des embryons dits « surnuméraires » (encore un terme affreux) est à creuser, ce que je m'emploie à faire depuis des années, avec des collègues philosophes et anthropologues notamment.

Voici comme exemple de l'aporie de la question de la congélation, cette lettre de la mère d'une petite fille conçue par FIV :

> « Il y a deux ans, j'ai subi une FIV dont le résultat fut une magnifique petite fille, dix-neuf embryons congelés et… une dépression. J'exagère un peu sur ce dernier terme, mais je suis en effet en crise depuis la conception de ma fille, et il me semble qu'une des causes en est une espèce de deuil, d'autant plus difficile à faire que son objet n'est pas facilement identifié. (Est-ce ces dix-neuf petits qui ne sont ni morts ni vivants, qui ne sont que quelques cellules mais pourtant des enfants en puissance ? Je cherche.) J'ai entamé un travail psychanalytique depuis environ un an et il me semble qu'une des clés réside dans la meilleure compréhension de ce deuil que je n'arrive pas à faire. »

En réfléchissant sur la manipulation du temps sous toutes ses formes, je me demande comment font nos contemporains, pas toujours jeunes, qui mènent ces vies de sauts de puce en avion d'un continent à l'autre. Surtout avec l'allongement du temps de voyage dû à la psychose sécuritaire des aéroports. Un patient me dit qu'à Atlanta, on doit attendre deux heures rien que pour passer le guichet de sécurité. Il faut désormais additionner le même nombre d'heures que de temps de vol et arriver au bureau « frais comme un gardon ».

Je pense à mon propre tour du monde (dans une vie antérieure, comme on dit) : sans avion, avec seulement des bateaux et des trains. Suis contente d'avoir fait cette expérience. Rien à voir avec ces barbares aventures modernes. L'année dernière, je suis allée à San Francisco en vol direct et, malgré tout, j'ai trouvé ça affreux. Je me rappelle le cauchemar il y a une quinzaine d'années du vol pour Melbourne avec trois changements ! J'étais pourtant plus jeune. On a pris l'habitude de maltraiter ses rythmes, son corps. Ce serait ça, la modernité ? Défier le temps ? Faire comme si le corps était un robot qu'on manipulait sur commande ? Une sorte de corps théorique ? de corps virtuel ?

Le rythme circadien chamboulé renvoie évidemment à la congélation des gamètes et des embryons. Le temps est alors bloqué, et même nié : un bébé conçu un certain jour pourra avoir cinq ans de moins à sa naissance s'il a été congelé cinq ans avant d'être transféré dans l'utérus maternel. On appelle ces frères et sœurs « jumeaux d'étuve » (métaphore culinaire pas très poétique). Le sociologue allemand Hartmut Rosa a analysé ce phénomène dans un livre magistral : *L'Accélération*.

Selon nombre de mes chers collègues psy, la congélation des embryons aurait une dimension délétère pour le psychisme des impétrants. Ils font des prévisions apocalyptiques, mais en s'appuyant sur quelle clinique ? Agaçants, ces prêches évangéliques ! Le jour où nous aurons sur nos divans des adultes « ex-embryons congelés », on verra. Il faut se laisser surprendre par la clinique, ne pas faire des prédictions et lancer des imprécations dans le vide.

Je connais en réalité un adulte qui a été congelé en tant qu'embryon : c'est l'Australien John, pionnier en la matière, surnommé *Frosty* à l'école ! J'avais passé deux jours dans sa famille en 1989 à Melbourne aux fins de recherche, pour observer et discuter avec ses parents et ses grandes sœurs. Il doit avoir 23 ans maintenant et j'ai su par des collègues qu'il est étudiant en médecine (tiens donc !). Après tout, il parle peut-être à un psy, non du fait de sa congélation mais en raison de sa célébrité ! À l'âge de 6 ans, il avait donné une conférence de presse au Waldorf Astoria à New York avec Alan Trounson, son « père scientifique » ; c'est sa propre mère qui me l'a raconté. Il est le premier bébé au monde né après avoir passé un an dans le congélateur de l'Université Monash. J'avais joué avec John, dans son jardin, avec les têtards qu'il élevait dans une bassine (ça ne s'invente pas).

Le soir, à la télévision, par un heureux hasard, je tombe sur *Géant*, film de 1954, le premier dans lequel apparaît James Dean, avec Elizabeth Taylor en couple avec Rock Hudson (homme superbe dont on ne savait pas à l'époque qu'il était homosexuel). C'est un chef-d'œuvre, notamment dans l'analyse de la famille (ce couple a trois enfants dont aucun ne suivra le destin imaginé par leur père), histoire que je retrouve souvent dans celles de mes patients (et dans la mienne !). Vive les chaînes cinéma qui me permettent de combler mes lacunes (les années 1950, en particulier les films américains de ces années-là), époque où je ne fréquentais pas ce genre d'endroits pour cause de jeunesse et d'interdiction maternelle !

Je ne vois pas *La Vie d'Adèle.* Malgré le battage médiatique autour du prix obtenu au festival de Cannes et le scandale de cet étalage de l'homosexualité féminine. J'avais l'intention d'aller le voir, mais je me suis rendu compte que nombre de mes patientes m'en parlaient avec des jugements totalement opposés et passionnés, *idem* avec des amis et ma famille. J'ai du coup pensé que ne pas y aller pouvait être une expérience intéressante : je pourrais ainsi rester neutre, en quelque sorte. J'avais en outre des préventions à l'égard du jeu de Léa Seydoux. Bref, sans voir ce film, j'ai tâché d'en faire mon miel. De toute façon je parie que je vais recevoir le DVD en cadeau pour le renouvellement de mon abonnement à *Télérama* ! Les choses évoluent vite, même au sein de la presse catholique…

Chez mes patientes homosexuelles, j'ai en tout cas remarqué deux réactions totalement différentes : les unes disaient qu'elles s'y sont reconnues à 100 %, que c'est inouï, que la fameuse scène de sexe qui dure, paraît-il, huit minutes passe trop vite, etc. Les autres étaient choquées, elles ont dit que ce film était typique des fantasmes d'hommes sur l'homosexualité féminine, que c'était de la pornographie à l'usage de ceux qui rêvaient de voir comment « ça » se passait et qu'en réalité, « ça » ne se passait pas du tout comme ça ! Des propos tenus en général avec violence et passion (à mon intention ? pour savoir si je l'avais vu ?). Quant à mes amies femmes, l'une m'a dit qu'elle était allée le voir sans son mari l'après-midi dans un cinéma d'un autre quartier et que la scène de sexe était interminable ; une autre est allée le voir et est sortie parce qu'elle s'ennuyait. Ce film continue de marquer les représentations de l'homosexualité. Je me demande si les cathos qui ont défilé l'année dernière sont allés le voir.

J'en ai tiré un double enseignement à propos du cinéma en analyse : mes patients me parlent souvent des films qu'ils voient et que j'ai vus en général. Certains vont même jusqu'à m'en prescrire un, par exemple *Les Garçons et Guillaume, à table !*. N'y aurait il pas une forme d'abstinence de la part du psy de ne pas voir les films que ses patients vont voir ? L'argument étant que le psy n'est pas neutre : s'il a vu et aimé ou détesté le film, ça peut parasiter le transfert. Je m'étripe par exemple fréquemment avec des amis à propos de tel ou tel film. J'avoue que, rat de cinéma depuis des lustres, ça peut en effet constituer un biais, même si je suis censée être au clair avec mes contre-attitudes.

L'autre leçon de *La Vie d'Adèle*, c'est que l'homosexualité féminine étalée sans pudeur gêne peut-être plus que l'homosexualité masculine, contrairement à ce qu'on pense en général. Pourquoi ? Parce que, me semble-t-il, tout le monde a toujours su ou deviné que certaines femmes avaient des relations homosexuelles, mais que, tant que c'était discret, ça ne posait guère de problème, les femmes elles-mêmes jouant ce jeu. Je me souviens d'une patiente qui, pendant très longtemps, a amené son « amie » chez ses parents qui préparaient deux chambres et n'en demandaient pas plus. Je remarque que, depuis quelques années – encore plus depuis la loi sur le mariage pour tous –, ces non-dits familiaux éclatent, avec des issues souvent conflictuelles, les parents réalisant alors non seulement qu'ils ont été trompés, mais aussi que leur fils (fille) est et restera célibataire au sens où ils devront faire une croix sur de possibles petits-enfants nés dans un couple « normal », comme aurait dit Coluche. Au contraire, on ne peut pas ignorer la sexualité masculine pour peu qu'elle s'affiche : alors, pour les homosexuels, bonjour les fantasmes de fellation, sodomie et autres joyeusetés !

Il existe une autre donne, encore plus récente : celle du couple homo qui décide d'avoir un enfant. Les réactions des parents sont alors de deux ordres : les pour et les contre évidemment, avec des sous-catégories en fonction du sexe de celui qui s'apprête à être le parent géniteur (ou génitrice/porteuse). Je n'ai que peu de clinique pour l'instant sur la réaction de parents d'une fille homosexuelle en couple et enceinte grâce à un don d'ovocyte (encore que... si la compagne de leur fille est la donneuse d'ovocyte, ça peut évoluer ; j'ai un cas clinique de ce type dont je parlerai plus loin, les grands-parents sont au courant). Or il y aura forcément des histoires de loyauté grand-parentale : qui est le vrai ? Qui est le légitime ? *Quid* quand un couple de femmes concevra, l'une après l'autre, un enfant avec deux géniteurs identifiés ? J'ai accompagné des couples de femmes qui ont conçu un enfant avec le même donneur et d'autres avec un donneur différent. Cela donnait pas mal de grands-parents, surtout quand le donneur est un géniteur connu ! Mais ne dramatisons pas ces situations compliquées où parents et grands-parents s'autorégulent en fait assez bien.

J'ai en mémoire des patients que j'ai suivis pendant quelques années : un couple de femmes – l'une était ma patiente – avait décidé d'avoir un enfant, mais pas sans un vrai père ; elles ne voulaient pas d'un donneur anonyme ni même d'un homosexuel complaisant. Elles ont cherché un homme qui accepterait de reconnaître l'enfant, mais sans vouloir exercer de paternité au quotidien et sans intrusion dans leur couple. Comme elles avaient lu que c'était l'un de mes « chevaux de bataille » (le choix d'un donneur père, hétérosexuel), elles m'ont demandé de le rencontrer une fois qu'elles l'auraient trouvé et de les recevoir ensuite tous les trois ensemble.

Ce que j'ai fait. Et, à leur demande, j'ai même accepté de les suivre au-delà de la naissance de l'enfant. Le père était un célibataire de 30 ans, hétéro, qui vivait dans un pays étranger pour son job, mais revenait souvent en France voir ses parents. Sa motivation principale était de donner un petit-enfant à ses parents. L'une des mères – celle qui a été enceinte – était une amie de sa jeune sœur (on retrouve l'importance de la sœur dans *Jimmy P.*).

L'insémination (artisanale) a marché tout de suite : deux enfants sont nés dans ce couple à trois atypique, ils ont 7 et 5 ans maintenant. Les mères vivent dans une ville de province, le père est, lui, toujours à l'étranger, et ils se voient avec les enfants tous les deux mois à peu près. Pour revenir aux grands-parents, les parents me disent que, depuis les naissances, les trois couples de grands-parents s'investissent beaucoup, se connaissent et se respectent : ils s'échangent les enfants au moment des vacances scolaires, etc. C'est un bon exemple de projet parental bien préparé et qui marche. Bien sûr, les mères se demandent comment ça se passera quand le père aura rencontré quelqu'un et qu'il aura des enfants à lui. Cependant, ce sont des gens intelligents et souples qui ne se sont pas enfermés dans un contrat rigide où tout doit être anticipé alors qu'on sait que rien ne se passe jamais comme prévu… Ces contrats sans valeur juridique sont très ambivalents, la plupart des couples homosexuels en coparentalité qui sont encadrés par des associations y sont souvent piégés.

À la rubrique cinéma, goût que je partage avec nombre de patients (j'avais pensé un moment créer des groupes de cinéthérapie), j'ai beaucoup aimé *Jeune et jolie* de François Ozon. C'est l'histoire d'une jeune bourgeoise de 17 ans, élève de première au lycée Henri-IV. Elle se prostitue « pour rien, pour voir » et ne dépense même pas l'argent qu'elle gagne (elle a tout, même le surplus). Bien sûr, on comprend assez vite que, *via* Internet, elle sélectionne ses clients en fonction de leur âge et de leur condition sociale, à l'image d'un père qu'elle n'a pas connu. N'empêche, même si la ficelle est facile à tirer, ça en dit drôlement long sur les fantasmes des hommes, surtout avec la « jeune et jolie » qu'est la comédienne inconnue, d'une beauté sidérante.

Quant à la scène finale, avec Charlotte Rampling, magnifique dans le rôle de la veuve du « monsieur distingué d'un certain âge », le client favori de la « jeune et jolie » qui meurt en pleine action, elle en dit long aussi sur les fantasmes d'inceste du « deuxième type ». Il pourrait s'agir d'un inceste par procuration entre deux femmes qui partagent le même homme. Allongées côte à côte sur le lit d'hôtel où « ça » s'est passé, la veuve veut peut-être rejouer une scène sexuelle, les deux femmes couchant alors – en temps décalé – avec le mari. L'auteur mettrait ainsi en scène un scénario original de deuil de ce dernier à travers le fantasme de permanence de la semence du mari dans le corps de la jeune femme.

Entre-temps, la jeune fille a arrêté la prostitution, ses parents ayant tout découvert. Elle ne comprend pas le scénario de cette façon : elle demande juste à cette dame si c'est le même tarif qu'avec son mari, ignorant superbement l'homosexualité sous-jacente (de toute façon, elle ne fait que prêter son corps, elle clive, ce que font dans la réalité la plupart des prostituées). Le film se termine sur cette scène inachevée ; par bonheur, le réalisateur laisse au spectateur le droit au fantasme sans imposer d'interprétation obligatoire. Excellent scénario ! Et je suis très sensible au jeu de Charlotte Rampling, de laquelle émane une bisexualité troublante.

Novembre

Je recommence mon cycle d'examens du cerveau débuté il y a un an quand on m'y a placé des copeaux de platine pour boucher un anévrisme découvert brutalement un dimanche et opéré en urgence. Ça ne m'a pas empêchée de sortir de l'hôpital deux jours plus tard ! La vitesse, toujours… Bien que brutal, tout ce parcours a été et restera à vie une expérience passionnante, riche d'enseignements à tous points de vue. Je suis toujours la même – du moins je l'espère ! –, mais le regard des autres sur moi a changé, comme si je revenais d'ailleurs. Je plaisante en en rajoutant dans la description de l'opération, ce qui paraît terrifier un public d'amis bien choisis. J'en ai fait un petit numéro assez gore !

C'est le jour de ma consultation trimestrielle, après une IRM du cerveau, avec le chirurgien qui m'a opérée : nous regardons ensemble sur un écran mon cerveau en 3D. Nous en discutons comme s'il s'agissait de quelqu'un d'autre, ou d'une planche anatomique. Il me fait penser à l'un de mes petits-fils qui me parle de son dernier jeu en ligne ou de ses nouveaux *devices*. Ce jeune chirurgien me vante les qualités techniques du nouvel appareil à IRM de l'hôpital et je hasarde le mot « pixel » pour avoir l'air dans le coup, mais ce n'est pas le bon terme, je n'insiste pas ! Je comprends tout de même que le boyau dans lequel j'ai le grand plaisir de m'allonger périodiquement pour écouter des bruits de marteau-piqueur est le top du top. Il aime sa machine comme Jean Gabin sa locomotive dans *La Bête humaine*. Il me parle de sa vie, de son métier, des lunettes qu'il met pour aller au cinéma, différentes de celles qu'il utilise pour l'IRM. « Presque tout le monde a des anévrismes, mais on ne le sait pas », me confie-t-il. Fait-il lui aussi comme Lacan de la « réduction à l'on » ? En somme, j'ai de la chance puisque le mien a été détecté à temps. Ça marche par conséquent. Sacré Lacan, qui a fait des émules sans le savoir. Le dialogue se passe en plus à l'hôpital Sainte-Anne, à deux pas du bâtiment où il faisait ses présentations de malades dans les années 1960, quand j'étais étudiante ! Je raconte au chirurgien que j'ai lu dans le train une interview qu'il a donnée à *L'Express* et que j'ai cru me reconnaître dans la patiente dont il parlait. « Non, non », répond-il mollement, mais si, je suis sûre que c'est moi ! Des patients m'ont dit la même chose, mais je ne nie pas, j'explique.

Le soir, je fais un cauchemar sur le thème de copeaux de platine qui s'envolent avec Peter Pan. À l'analyse de ce rêve, je me découvre proche de l'enfance et aussi, à la réflexion, en pleine postmodernité. Mon corps ne porte en effet aucune trace de ce qui s'est passé : le chirurgien est remonté jusqu'à mon cerveau en passant par l'artère fémorale. Quelques années plus tôt, m'a-t-il expliqué, on m'aurait trépanée. Veinarde que je suis ! C'est du ni vu ni connu. Circulez, y a rien à voir, même pas de cicatrice. En tout cas, tout le monde n'a pas dans le cerveau du platine remboursé par la Sécurité sociale !

Cette expérience m'aide, entre autres bénéfices secondaires, à comprendre certaines patientes qui me parlent parfois de leur bébé FIV comme d'un ovni qu'elles ressentent comme extérieur à elles, surtout après un TEC ou quand il est né grâce à des dons de gamètes, parfois par double don. Les couples évoquent parfois un « enfant prothèse ». Moi aussi j'ai une prothèse. Serons-nous dans cinquante ans tous « prothésés » quelque part, pourvu d'un corps renouvelé en permanence en puisant dans les cellules de notre « jumeau d'étuve » congelé à cet effet à la conception ? C'est ce que prédisait, en Grande-Bretagne, pour un avenir proche le professeur Edwards, « père scientifique » de Louise Brown, premier bébé FIV. Dès 1982.

Samedi : jour plombé dès potron-minet par l'arrivée du plombier, tout sympathique qu'il soit. Après avoir installé un radiateur (trois heures où je suis bloquée avec lui), il me suggère de poser un joint dans ma douche avec du ciment blanc. Je suis terrorisée à cette idée, mais dans l'« après-coup » (tic de langage favori des psys), je me dis que pour une intello, ça va être formateur. J'ai vu en outre qu'il m'en croyait capable, ce qui me narcissise fortement. En sortant acheter le journal, j'ai bravement acheté du ciment blanc, en parlant au quincaillier sur le même ton que celui d'une jeune fille qui, à la pharmacie, aurait demandé en rougissant la pilule du lendemain.

Puis séance avec une patiente qui vient de se marier (l'un des premiers mariages de couple de même sexe qui a eu lieu en juillet dernier). Elle et sa femme désirent un enfant depuis longtemps, et les inséminations qu'elles ont faites l'une et l'autre ont pour l'instant échoué. L'histoire est très compliquée pour ce jeune couple (je ne connais évidemment pas la conjointe) solide en apparence (elles vivent ensemble depuis dix ans), mais peut-être – paradoxalement – fragilisé par le mariage qui a souvent des effets pervers. La sexualité autorisée par un « tampon » de la société, c'est-à-dire prendre du plaisir (coupable, forcément coupable, surtout si c'est une sexualité non procréative telle celle des homosexuels) à la face du monde, peut être chargée d'une telle honte que l'inconscient indique qu'il vaut mieux s'abstenir ou *a minima* n'y prendre aucun plaisir. C'est à l'origine de bien des problèmes sexuels de nombre de patients, hétéros ou homos (absence de désir, frigidité, débandades, etc.). Ma patiente, pour sa part, aime séduire et c'est ce qu'elle fait en ce moment... Je lui ai conseillé d'aller avec sa femme consulter une thérapeute de couple. La collègue que je connais n'ayant pas de disponibilité, elles ont rencontré une autre thérapeute qui, me dit ma patiente, est un peu tombée de sa chaise, c'était sa première consultation avec un couple de femmes mariées. Mais ça a l'air de se passer plutôt bien.

À la radio en janvier, on ne parle que de l'« état critique », puis de la mort d'Ariel Sharon après huit ans de coma. Même scénario que pour Tito, Franco et Salazar. Si on avait pu les congeler tous, ça aurait satisfait les représentations de dieux vivants qui traînent dans l'imaginaire collectif et dont les cathos se sont sortis par l'hostie consacrée, constamment renouvelée, du « corps du Christ ». Ça me rappelle la file d'attente que j'avais bravement supportée à Saigon devant la momie d'Hô Chi Minh, le père de la nation vietnamienne, dont on voulait nier la mort. Je n'ai jamais plus fait une aussi longue queue (trois ou quatre heures), mais ça valait la peine pour l'apprentie ethnologue que j'étais. On se serait cru à Lourdes : « Mettez la religion à la porte, elle revient par la fenêtre. »

Dans le monde, trois cents morts – des *lay people* – attendent, paraît-il, de revenir à la vie dans des caissons réfrigérés. On les appelle des *cryonics* (la novlangue domine décidément). Ils auraient payé cent mille dollars pour avoir une chance d'« éviter la mort ». En

Grande-Bretagne, il existe même un SOS Cryonie. Où est l'urgence ? Quant aux « bébés congelés » dans les *deep freeze* familiaux, ils défraient régulièrement la chronique des infanticides depuis quelques années. Y aurait-il eu un « effet Courjault » ? À l'évidence, la congélation est en tout cas un business d'avenir. Avis aux PME (et voir la série *Six Feet Under).*

Le soir, sur Planète passe un remarquable documentaire consacré à l'autisme, avec des interviews d'autistes et des documents d'archives sur des autistes célèbres (dont le pianiste Glenn Gould). La liste est impressionnante, à commencer par Einstein, ce que le livre récent écrit sur son fils confirme assez bien[4]. Le père et le fils se ressemblaient sur bien des aspects de leur fonctionnement mental, ce qu'Albert Einstein, lui-même atteint du syndrome d'Asperger, une forme d'autisme, analysait très bien.

Décembre

Séjour en famille entre Noël et le Jour de l'An. À dix-huit personnes, les conversations sont limitées, mais le but n'est pas tant de se parler que de souligner le cocon familial, refuge en cas de coup dur, en même temps qu'activation d'un vecteur commun, le fameux lien du sang. Au sens large, puisque ça inclut les ancêtres, mais aussi les alliés.

4. L. Seksik, *Le Cas Eduard Einstein,* Paris, Flammarion, 2013.

Retour à la vie « normale », forcément normale… Les vœux qu'il faut s'échanger. Les patients me souhaitent une bonne année. Même si les psys sont censés se taire hors divan, je réponds de manière neutre, mais il est vrai que je fais aussi de la psychanalyse sans divan, selon l'expression de Raymond Cahn[5].

Une patiente qui vit en couple homosexuel vient à sa séance (allongée) et parle de ses problèmes de boulot, de couple, des relations ambivalentes avec sa mère, à Noël en particulier. Comme tout le monde… La particularité de sa vie de couple entre assez peu en ligne de compte dans le travail que nous faisons. Elle – et moi, sans le formuler – nous demandons pourquoi on fait tout un bazar autour de ces couples qui ne demandent rien à personne, sinon de pouvoir se marier (c'est fait enfin !). Il faut dire que ces deux femmes (la cinquantaine) ne veulent pas d'enfant. Le vrai scandale pour la société est davantage la revendication des homosexuels d'avoir des enfants « comme tout le monde » que l'homosexualité elle-même. Sauf pour les cathos pur jus.

J'ai à ce sujet en mémoire une conversation qui date de janvier 2013 avec deux jeunes femmes (des scientifiques) de ma famille éloignée ; elles me disaient avoir défilé contre le mariage pour tous car elles estimaient que leur maternité serait en quelque sorte « salie » par celle des lesbiennes. Pour elles, ce n'était pas la même : une insémination avec le sperme d'un donneur n'avait rien à voir avec l'acte d'amour censé être la procréation

5. R. Cahn, *La Fin du divan ?*, Paris, Odile Jacob, 2002.

charnelle. C'est exactement la doctrine de l'Église catholique. Quel paradoxe que ce soit cette dernière qui vante les mérites de la sexualité ! On pourrait parfaitement avancer l'argument inverse : l'insémination n'est-elle pas plus « propre », plus pure, qu'une relation sexuelle pas toujours très hygiénique ?

À ma connaissance en tout cas, les deux formes de sexualité produisent des enfants identiques. Sauf que nombre de psys tombent dans une autre vulgate : la fameuse « scène primitive » dont les enfants d'homos conçus par insémination – pire si ce ne sont pas avec les gamètes de leurs parents – seraient gravement privés. Cela vaudrait d'ailleurs aussi selon eux pour les enfants de couples hétéros qui font des inséminations artificielles avec sperme du conjoint (IAC), j'ai entendu ce type de propos dans des congrès ! C'est absurde. Mon expérience clinique de ce terrain m'a appris que l'aspect purement technique de la conception est un non-sujet : des millions d'enfants sont désormais conçus dans le monde par fécondation *in vitro*, c'est-à-dire hors sexualité procréatrice des parents. Ces millions d'adultes ex-bébés FIV sont comme les autres. Et s'il s'avère que certains enfants d'hétéros et d'homos ont un fonctionnement psychique et des destins particuliers, c'est une question d'histoire individuelle, celle qu'ils ont construite avec leurs parents, quel que soit le sexe de ces derniers. J'y mets cependant un bémol : les enfants élevés par un couple (deux personnes qui vivent ensemble de façon stable) me semblent partis sous de meilleurs auspices que ceux qui le sont par un ou une célibataire, surtout quand il s'agit d'adoption. Cette position me vaut nombre d'inimitiés, mais je la défends au nom de ma clinique, non pas au nom d'une idéologie quelconque. Inutile de préciser que je ne parle évidemment pas ici des mères célibataires qui le sont non par choix, mais parce que le père s'est défaussé de sa paternité.

Ce matin, il pleut des trombes, tout le monde oublie son parapluie, à commencer par ma première patiente qui vient parler de sa fille de 4 ans conçue par un double don de gamètes à l'étranger. À 42 ans, n'ayant pas trouvé de jules *ad hoc*, elle s'est décidée pour ce double don. Elle est célibataire, hétérosexuelle à ma connaissance, tonique et dotée d'une famille élargie très présente. Elle travaille dans les médias et me raconte aujourd'hui de manière hilarante les coulisses de la page météo à la télé. Presque incidemment, elle évoque aussi son cancer opéré avec succès il y a un an et sa guérison. À l'époque, j'étais affreusement inquiète pour elle et pour sa fille. Je l'avais accompagnée dans le chemin périlleux qu'est le parcours médical de double don à l'étranger. Avais-je bien fait ?

Il faut ici remarquer que le recours au double don de gamètes est interdit par la loi en France alors que la procédure d'« accueil d'embryon » dans le cadre d'une FIV est encouragée depuis dix ans, sans grand succès d'ailleurs : la France est à la tête de plus de cent mille embryons congelés à « placer » ! La procédure d'accueil d'embryons est cependant plus risquée que le recours au double don. Nombre de candidats parents hésitent d'ailleurs à adopter *in utero* le bébé d'un autre couple, porteur de l'histoire d'une autre famille et préfèrent en général avoir un embryon conçu pour eux, à défaut de l'être par eux. La loi française, paradoxale, autorise le recours au don de sperme et/ou au don d'ovocyte, mais pas au double don. La raison principale ? Ne pas détruire ces milliers d'embryons congelés, « personnes humaines potentielles », selon la terminologie officielle, laïque en principe… Les pays anglo-saxons n'ont pas ce type de raisonnement. Ma patiente, en l'occurrence, n'était de toute façon pas « dans les clous », puisque célibataire.

Mon expérience de suivi de nombreuses mères adoptives célibataires (adoption autorisée depuis 1966 par la loi française) me montre que leur parcours est plutôt périlleux. Quand le bébé est porté par sa mère – même célibataire – en revanche, ce qui est le cas du double don de gamètes, je constate au fil des années que les enjeux tant psychiques que sociaux s'avèrent moins complexes que pour l'adoption. Ne serait-ce que parce qu'il n'y a pas d'abandon initial et parce que la mère est enceinte « comme tout le monde ». Ce sont ces raisons qui m'ont incitée à accompagner cette patiente qui a, par ailleurs, prévu des dispositions testamentaires pour qu'en cas de décès, son enfant puisse être adopté par une de ses sœurs *via* un conseil de famille.

La journée a été dure. Je vais, comme souvent, me faire masser par une géante antillaise. Elle me fait du bien, en même temps qu'elle m'agace parce qu'elle fait de la « réduction à l'on » à l'envers ! Elle me dit : « On se tourne. On soulève la tête », expressions passe-partout exaspérantes et infantilisantes qui jouent de la captivité régressive du client en position allongée. Tout comme les secrétaires des médecins ou les coiffeurs qui vous disent « je vous laisse patienter » alors qu'« on » est à l'heure et que c'est l'interlocuteur qui devrait s'excuser de vous faire patienter…

À mon retour m'attend une patiente journaliste. Entre autres qualités, elle fait tourner les tables, à l'instar de Victor Hugo dont elle est spécialiste. Elle vit en partie avec un étranger marié dans son pays et elle ne supporte pas mal cette bigamie (qui renvoie, comme par hasard, à l'histoire de ses parents). Elle n'a pas d'enfant, mais tous ses rêves renvoient à cet enfant impossible qu'elle porte en elle. Par déplacement, elle s'occupe de sa mère âgée, de sa sœur, de son neveu. C'est aussi une grande oreille à la radio, une personnalité rayonnante, hyperproductive en tant que « productrice », c'est un régal d'analyser ses rêves avec elle. Elle part en riant de mon interprétation de son dernier rêve… et laisse aussi son parapluie. Je réalise que je vois plusieurs patientes bigames de fait. Des histoires tantôt de polygamie, tantôt de polyandrie (plusieurs femmes se partageant un homme), ce dont on parle moins.

Je vois deux fois *Père et Fils*, film japonais que je me prescris moi-même, deux fois à un mois d'intervalle. Au-delà d'un scénario assez rebattu d'échange de bébés à la maternité (*La vie est un long fleuve tranquille*), l'auteur livre une méditation à la japonaise sur la question sans fond ni fin de la primauté des liens du sang ou de ceux du cœur. Le tout à travers le prisme de la paternité. Un *must* que mes patients verront, je l'espère. Bizarrement, personne ne m'en parle, c'est pourtant un fil rouge de bien des histoires que j'entends au quotidien.

Je lis quelques textes pour préparer une réunion au ministère de la Famille. Journée épuisante : sept heures dans la même pièce sans sortir (on nous sert un plateau-repas sur place). Il s'agit de rédiger un rapport à rendre à la ministre, un texte « révolutionnaire » et qui, à mon sens, a de faibles chances de se traduire en loi, vu la frilosité pathologique de notre gouvernement sur les sujets dits « de société », mais le groupe y croit. Un peu de cette « substance » passera sans doute car cet excellent rapport (dirigé par Irène Théry et Anne-Marie Leroyer) sera publié en septembre. Excitation intellectuelle. Des juristes que je connais depuis trente ans ont changé d'avis ; ils ont saisi à quel point la France était isolée dans le monde, notamment sur la question de l'accès aux origines personnelles. C'est un groupe très réactif, et les débats sont passionnés. J'essaie pour ma part de faire entendre une parole de psy, d'évoquer des cas cliniques, ce qui n'est pas facile dans ce milieu d'« intellos grandes pointures » plus à l'aise avec les concepts qu'avec la vie des « vrais » gens.

Arrive une patiente que je reçois depuis quelques séances seulement : c'est une jolie célibataire de 42 ans qui essaie désespérément d'avoir un enfant. De façon pour le moins originale dans le contexte actuel de conception médicalisée, pour réaliser ce projet, elle va à l'hôtel deux fois par mois avec son ex (marié maintenant) et pratique la « méthode naturelle ». Elle boit un whisky avant ! Ça ne marche pas depuis six mois. Pour l'ex non plus d'ailleurs avec sa propre épouse ; il ne veut cependant pas faire de spermogramme. À des titres différents, cette patiente est liée à ses deux parents par un pacte diabolique. C'est sa mère qui dirige sa fécondité : elle l'a fait avorter plusieurs fois parce que ce n'était pas le « bon moment » ou bien que le géniteur n'était pas d'un « bon milieu ». Son père, héros de la guerre, a l'âge d'être son grand-père, elle lui sert d'infirmière. Remontée par les quelques séances passées, elle a parlé à sa mère. Du coup, celle-ci, culpabilisée, lui a proposé de lui donner de l'argent pour faire un double don de gamètes. Elle préfère cependant pour l'instant continuer le « système hôtel », à la demande aussi de l'ex qui veut avoir cet enfant avec elle. Il a été décidé qu'il ne le reconnaîtrait pas mais, dans ces histoires, je constate que tout peut arriver… Elle évoque certains de mes articles dans lesquels je me montre peu favorable à la maternité célibataire par PMA. Sa demande est que je l'accompagne une fois par mois (pas à l'hôtel, mais allongée sur mon divan !). J'accepte : il faut écouter d'abord la clinique, et il y a là une vraie demande au sens psy. Je me garde de me cantonner à mon « supposé savoir » sur le sujet ou à une théorie univoque, si bien fondée soit-elle. Mais je me pose des questions sur l'ex…

Ce soir, j'essaie de me changer les idées avec un bon film, mais il n'y a que des trucs glauques à la télé : *Captive*, avec Isabelle Huppert en otage d'Al-Qaïda aux Philippines, pas crédible pour deux sous ! Ou *L'Inspecteur Wallander*, avec le remarquable Kenneth

Branagh, spécialiste de Shakespeare. En Maigret suédois, il fait visiblement des « ménages » et a l'air de s'ennuyer ferme. Moi aussi : il est aux trousses d'un *serial killer* violant des jeunes femmes dans un décor on ne peut plus sinistre. Sa femme l'engueule parce qu'il n'est jamais là. Parfait cliché sur fond de spleen suédois entre café et alcool.

Je fais des rêves de déménagement avec un peu de chaque maison de ma vie. Je me retrouve dans un appartement trop petit et meublé bas de gamme avec des lits superposés. Je dois inviter des gens et j'ai honte. Le fait d'avoir perdu successivement toutes les maisons où j'ai habité procure un sentiment d'étrangeté : je me sens à l'hôtel partout. Si j'étais Simone de Beauvoir… j'adorerais vivre à l'hôtel, j'y pense sérieusement. Mon cabinet d'un côté, ma vie privée là ! Rêve qui pourrait devenir réalité. À creuser.

Samedi, morne plaine. Arrivent les livres dont je dois faire une critique. Rien de grisant. Pas de patients aujourd'hui. Je voulais me reposer, mais on ne se repose pas sur commande. C'est un message paradoxal à la Palo Alto, analogue à la consigne : « Soyez spontané ! » C'est idiot…

Je vais au cinéma pour égayer une amie dont le mari est hospitalisé, mais c'est raté. La critique disait que *Tip Top* était hilarant ; c'est en réalité un navet consternant où Isabelle Huppert (encore !) joue un rôle de bouffonne hystérique pas crédible pour deux sous. Comment fait-elle ? Des « ménages » sans doute elle aussi... Deux cents films, *x* pièces de théâtre... Sandrine Kiberlain ne s'en tire guère mieux. La salle se force à rire.

Mort d'un ami (quatre en deux ans, c'est beaucoup). Du coup, je regarde angoissée la nécro du *Monde* pour voir si par hasard je n'y figure pas. L'humour est une bonne défense disait ce cher Freud. Je me réjouis en lisant dans le récent livre de Roger-Pol Droit, philosophe et journaliste, que lui aussi joue au jeu de la nécro. Dans *Si je n'avais plus qu'une heure à vivre*, il écrit à ce propos : « Il ne me resterait pas le temps de rédiger ma nécrologie, ce que je regrette car je n'ai pas confiance dans les journaux. Je peux encore griffonner mon épitaphe qui sera : "Il savait choisir les melons." » Et moi, qu'est-ce que je préparerais comme épitaphe ? « Ci-gît GDP, électron libre jusqu'au bout » ? Il faut que j'y réfléchisse plus avant.

Premier rendez-vous ce matin avec un nouveau membre de ce que j'appelle ma « tribu » : une femme de 42 ans qui a un premier enfant âgé de 7 ans et essaie désespérément d'en avoir un second avec son compagnon (toujours le même). Là, c'est la dimension de sa propre fratrie qui semble le levier pertinent : elle et son mari sont des seconds de fratrie, mais elle est une « fausse seconde ». Dans le fantasme familial, elle a remplacé son frère aîné qui va très mal – il est quasi SDF aujourd'hui –, alors que c'était lui qui était promis à un avenir brillant. Comme dans *Jimmy P.,* où c'est la sœur aînée de Jimmy qui remplace la figure maternelle.

Je comprends que le mari de cette patiente, père de l'aîné, a lui aussi une « problématique de second ». Ce second enfant doit donc se faire une place dans les fantasmes parentaux avant de pouvoir être conçu. Il y arrivera, me semble-t-il, vu la capacité d'insight de la mère, son aptitude à se comprendre elle-même, qui s'accompagne, sur le divan, d'une élaboration mentale.

Les infertilités dites « secondaires » m'intéressent particulièrement. Tous les « patients » qui souffrent de ne pas avoir de second enfant se disent incompris par tout le monde. On leur dit : « Vous en avez déjà un ! De quoi vous plaignez-vous ? » Alors que leur souffrance est aussi grande que pour un premier qui ne vient pas. Cela me rappelle ce que, cent fois à la maternité, j'ai entendu dans les propos des mères qui avaient fait des fausses couches précoces (avant trois mois de grossesse). On leur disait que ce n'était pas grave, qu'elles en feraient un autre bientôt, etc., mais pour elles c'était bien souvent un enfant qu'elles avaient perdu. (Pas toujours, il ne faut pas généraliser, comme me le faisait remarquer une amie. Sa fille – qui avait dû subir une interruption médicale de grossesse – a été exaspérée par le discours du personnel hospitalier sur « votre bébé ». Pour elle, c'était juste un fœtus.)

L'inconscient ignore le temps. Le seul fait de parler d'un « autre enfant » le souligne bien. Entendre une parole qui met des mots sur le véritable deuil d'enfant que certaines mères auront à faire, même à deux mois de grossesse, les soulage et leur permet bien souvent de « tomber enceinte » assez vite. Le déni, en revanche, bloque, surtout quand on le médicalise. Une réponse seulement médicale induit souvent un court-circuit d'élaboration mentale.

Rendez-vous tendu avec une patiente, la cinquantaine, qui a eu des jumelles par mère porteuse. Elles ont 12 ans, je les connais depuis leurs 2 ans. Le torchon brûle dans le couple, qui est en réalité un couple à peine parental, pas conjugal en tout cas car ils n'ont quasi pas vécu ensemble. La mère déprime : il est très dur pour elle de sentir qu'officiellement, elle n'est rien pour ses filles (il y a eu une mère porteuse américaine et une donneuse d'ovocyte différente de la mère enceinte). Ses filles ont cependant une relation totalement fusionnelle avec elle. Elles savent qu'elle n'a pas été enceinte d'elles, mais ignorent la participation d'une donneuse d'ovocyte ; elles détestent leur père. C'est une histoire « à tiroirs » qui dure depuis plus de dix ans.

J'ai dû mettre du tiers car la situation devenait invivable. La pédopsy de l'hôpital me téléphone : en les convoquant officiellement, elle a réussi à les voir tous les quatre ensemble et à nommer « mère » la personne qui les a désirées et qui les élève qui est cependant pour la loi étrangère à ses enfants ! C'est déjà beaucoup. Je vais pour ma part tenter de suivre la « vraie » mère seule, même si elle n'est ni génétique ni porteuse. Il convient décidément d'inventer plusieurs termes pour désigner « la » mère.

En France actuellement, le sujet de la GPA (gestation pour autrui) est l'équivalent de ce que fut jadis l'affaire Dreyfus dans les repas amicaux ou familiaux. Les résistances sont telles que le seul fait de prononcer ce terme déclenche une violente levée de boucliers d'autant plus irrationnelle qu'elle ne repose sur rien de concret. Qui connaît un cas dans son entourage ? Pas grand monde, je pense. Et pourtant... On me dit par exemple que le patron d'un hebdo a perdu des centaines d'abonnés quand il a indiqué son soutien à la GPA ! Il faudra une quinzaine d'années pour que le tabou se lève ou qu'il se déplace (par exemple vers l'ectogenèse, la grossesse *in vitro*) ? On considérera peut-être alors qu'un enfant né d'un accueil d'embryon a un devenir psychique plus « à risque » que celui né après une GPA (ce que je pense moi-même actuellement à la lumière de ma clinique).

Je cite ici en détail une histoire que j'ai suivie pendant une dizaine d'années d'un couple français qui a eu deux enfants conçus par GPA aux États-Unis. Ces jumeaux sont adolescents maintenant et vont fort bien. Je pense utile de la résumer comme contrepoint aux fantasmes et anathèmes qui circulent en France. On verra qu'elle est complexe, mais pas plus que nombre de figures tarabiscotées d'AMP qui sont légales en France.

Il s'agit d'un couple marié. Mme V. s'était retrouvée stérile à la suite du traitement de chimiothérapie qu'elle avait subi quand avait été diagnostiqué un cancer, peu après son mariage. Quelques années plus tard, alors âgée de 38 ans, ayant seulement été considérée à ce moment-là comme guérie par la médecine, elle a fait des FIV avec un don anonyme d'ovocytes. Les tentatives ayant échoué, le couple s'est résolu à recourir à une gestatrice (en Amérique du Nord) pour porter un embryon conçu par FIV avec le sperme de M. V. et l'ovocyte d'une donneuse, Mary. C'était en effet la seule solution envisageable pour que M. et Mme V. aient un enfant qui soit relié génétiquement à l'un des deux membres du couple, ce qui était leur souhait le plus cher. La FIV a été couronnée de succès après deux tentatives : des jumeaux sont nés dans un hôpital en Californie.

Le vécu maternel de Mme V. a été étayé par une relation très forte avec Sally la *surrogate mother* (la mère porteuse) ainsi que par le fait que son mari est un père au sens habituel. Sally, mère de famille, caissière de supermarché de son état, avait été touchée par la survenue du cancer de Mme V. au moment où celle-ci aurait pu devenir mère ; elle disait aussi estimer la France, pays des droits de l'homme.

Dans le cas particulier de cette famille, ce qu'on peut appeler leur *schéma reproductif* est le suivant :

– l'ovocyte est celui d'une donneuse, Mary, mère d'une petite fille, choisie par le centre de fertilité, mais que le couple V. a rencontrée plusieurs fois, avant et après la naissance des enfants ;

– la gestatrice, Sally, est mère de plusieurs enfants ; les V. la connaissent bien ;

– le sperme fécondant est celui du père, M. V.

Ces trois mères – Mary, la génétique, Sally, la gestatrice, et Mme V., la vraie mère – continuent à se voir malgré la distance (la France est aussi une destination touristique !), et les familles se sont souvent rendu visite avec leurs enfants respectifs au cours de ces huit années. Les enfants savent qu'ils ont été portés par une autre maman que la leur et la voient de temps en temps ainsi que ses enfants.

L'histoire n'est cependant pas si simple et, sous prétexte de défendre la GPA, il faut se garder de tomber dans l'excès inverse.

L'entente avait toujours été bonne entre le couple V. et les deux autres couples (celui de Sally et celui de Mary), ce dernier couple (celui de la donneuse d'ovocyte) étant en outre d'un milieu socioculturel proche de celui des V. Les choses se sont cependant compliquées plus tard. Les jumeaux V. avaient 8 ans lors de l'épisode que je vais relater. Il faut savoir que, dans le protocole de l'équipe américaine, les parents d'intention ont la possibilité de rencontrer la donneuse d'ovocyte, son mari et ses enfants, ce que le couple V. avait décidé de faire. Or, à la dernière visite de Mary, Mme V. a ressenti des affects très ambivalents (pour ne pas dire davantage) quand cette dernière (la mère génétique) avait admiré plus qu'il n'eût fallu la couleur des yeux du petit garçon et en outre touché les cheveux de la petite fille, y reconnaissant, disait-elle, la qualité des siens. Avec Sally en revanche, la mère gestatrice, venue en voyage avec mari et enfants, l'accueil avait été sans nuages.

Au bout de quelques années, les V. ont d'ailleurs cessé tout lien (même par e-mail) avec la famille de Mary. Tout au contraire, la fille aînée de Sally est venue un été en France comme baby-sitter des enfants.

On voit dans cette histoire que le don d'ovocyte peut s'avérer plus complexe à recevoir (et à donner ?) que le don de gestation. Alors qu'en France, on banalise totalement ce don jusqu'à le rendre anonyme, comme si c'était l'équivalent d'un don de sang. Je ne peux que le redire à la lumière des différentes histoires rencontrées, il est temps de repenser la définition de la maternité à travers la « valence différentielle » des trois items que sont, selon les cas, la génétique, la gestation et l'intention (ou la volonté).

Un couple que je connais depuis longtemps, des années avant la naissance de leur fille, a rendez-vous : ils viennent avec leur bébé, 6 mois, jolie petite fille conçue par double don de gamètes après un parcours médical épique dans deux pays différents. Ils se plaignent encore une fois du fait qu'ils n'ont plus de vie sexuelle et qu'ils s'engueulent tout le temps depuis la naissance. Je dédramatise, en tout cas j'essaie. Le fait qu'ils aient réussi à avoir ce bébé et qu'ils soient toujours ensemble est déjà une victoire. Nombre de ces couples ne survivent pas à l'hypermédicalisation ; la vie sexuelle des patients, le « corps médical » s'en fiche un peu en PMA. On veut leur faire avoir un bébé, c'est tout. De quoi se plaignent-ils ? Eh oui, l'AMP c'est plus ou moins de la médecine vétérinaire, regardons les choses en face…

Dix articles à lire de toute urgence. Courage, fuyons… Essayons de procrastiner sans trop culpabiliser. La lecture ressource souvent plus que le cinéma, alors j'achète un roman au hasard pour me changer les idées. Rien de spécial sur la quatrième de couverture sinon qu'il est traduit en quatorze langues. C'est une histoire de mère porteuse ! *Le Confident* d'Hélène Grémillon, un premier roman, plus ou moins autobiographique. Très bon d'ailleurs, mais j'en ai un peu assez du sujet. GPA et adoption sont décidément des thèmes porteurs…

Pourquoi les personnes qui travaillent pour moi me posent-elles tant de problèmes éthiques ? Il y avait déjà la femme de ménage qui voulait coucher dans mon lit. Là, il s'agit d'Éric, l'un des artisans qui a travaillé dans mon appartement avant mon déménagement. Nous parlions de temps en temps (solidarité des Bretons). Un jour, il me demande si je cherche quelqu'un pour faire le ménage quand je serai installée. J'acquiesce ; il me dit alors qu'il me recommande quelqu'un qui faisait le ménage chez lui. II vit depuis avec elle et elle lui a donné un fils, 4 ans aujourd'hui. Intéressée et amusée, je lui demande comment il l'a rencontrée (elle est étrangère). Il m'explique qu'elle avait placardé une petite affiche sur divers poteaux du quartier. C'est ainsi qu'il l'a embauchée, puis épousée... L'histoire m'enchante car elle me rappelle un roman dont je m'étais délectée, *Une femme de ménage* de Christian Oster, histoire un peu semblable, au début en tout cas. Depuis, Wanda travaille chez moi et nous nous entendons très bien.

Un jour, je reçois un coup de fil angoissé d'Éric qui me dit être en garde à vue au Palais et me demande mon aide en urgence. À ma question, il lâche une phrase qui me « scotche » : « J'ai tué quelqu'un », ajoute-t-il de manière laconique. La communication ne passe pas bien depuis ce lieu bruyant (je crois avoir mal compris). C'était bien vrai mais en « condensé », comme dans l'inconscient. Pour résumer, je comprends qu'il a « tapé » Wanda, que cette dernière a porté plainte et que, les fichiers informatiques de la police aidant, on a découvert qu'Éric avait fait huit ans de prison à la suite d'un homicide (une rixe dans un bar qui avait mal tourné). Il ne l'avait pas dit à Wanda. II avait tout raconté à son patron, ce dernier l'avait embauché en connaissance de cause. Éric considère qu'il a payé sa dette, voudrait sortir, reprendre son travail, retrouver son fils.

Là, ce ne sont pas des questions anthropologiques que je me pose ! J'empoigne mon téléphone et sollicite conseil d'amis magistrats et avocats. Je découvre alors ce qu'est une aide efficace et « personnalisée ». Une amie magistrate sollicite un ami avocat qui vient le voir très vite au dépôt. Éric est libéré très rapidement avant de passer en jugement. L'histoire pourrait s'arrêter là et susciter seulement une réflexion sur la justice à deux vitesses (après tout, Aristote avait bien décrit la distinction entre justice distributive et justice rétributive) et sur le fait que j'ai bien agi, vu qu'Éric est un type bien, même si ce n'est pas bien de frapper sa femme, etc. Mais non, sitôt sorti Éric, auquel son patron laisse son véhicule de chantier pendant le week-end, prend une cuite et se fait arrêter en état d'ivresse par la maréchaussée ! Retour à la case prison. Nouveau jugement, retrait de permis, amende. À sa sortie, il réemprunte cependant le camion du patron sans lui dire. Et là, il est de nouveau arrêté par la police, ivre et sans permis cette fois ! Wanda le met à la porte.

Commencent diverses négociations avec cette dernière, outrée, le patron d'Éric, remarquablement conciliant car, comme c'est un excellent ouvrier, il veut lui donner une dernière chance, et ma pomme. Je me raconte un scénario dans lequel il faut que je le sorte de ce pétrin car il est le père d'un petit garçon qui a l'âge de mon petit-fils, etc. Re-avocat, nouveau jugement.

Depuis, il est sorti, n'a plus de domicile et circule dans le quartier à vélo (on dirait Jacques Tati, silhouette dégingandée, la tête dans les nuages). Il est désormais suivi par un psychiatre alcoologue, mais la séparation d'avec Wanda paraît irréversible. Lui et elle continuent cependant de travailler chez moi, à des heures décalées.

Je m'interroge sur mon implication : j'ai été sensible au fait qu'il avait payé sa dette à la société et qu'il ne devait payer que pour ses fautes actuelles. (Par bonheur, lors de sa conduite sans permis, imbibé, il n'a tué personne. Sinon c'était perpète...) Il me fait penser à un personnage de polar américain avec son côté « sympathique loser taciturne ». Ai-je tendance à voir la vie à travers des personnages de romans ou de films ? C'est bien possible. Ma vie est un long roman pas tranquille.

Une patiente me téléphone car elle ne peut pas venir à sa séance en raison de sa grossesse « précieuse », comme on dit. Elle est en effet enceinte naturellement avec son propre ovocyte, mais c'est une conception qui est arrivée après de nombreuses tentatives de FIV avec des dons anonymes d'ovocyte, à la suite desquelles sont nés deux enfants, 9 et 7 ans. Elle craint, avec cette grossesse « naturelle », avec ce « bébé bio », comme elle le nomme, de défaire la famille qu'elle et son mari ont construite. Elle m'écrit peu après :

> « Il m'est encore difficile d'y croire, j'ai peur de perdre ou de mettre au monde un enfant prématuré ou handicapé.

Pas d'amniocentèse car le risque de trisomie est très faible. (Résultats meilleurs que pour mes fils alors que j'ai 44 ans et que les donneuses avaient 22 et 26 ans. C'est un comble !) J'avoue que mon histoire me donne le vertige et je me demande bien comment je vais construire une famille, donner du sens à partir de données aussi stupéfiantes. Comment penser la différence qu'il y aura entre mes fils et cette petite fille à venir ? Et quel est le rôle de mon père là-dedans ? Je ne peux m'empêcher d'y penser encore et encore. Je suis tombée enceinte exactement un mois et demi après son décès, avec un seul rapport. »

Entre-temps, il y a quand même eu quinze ans d'analyse, avec deux analystes, dont moi-même. Du grain à moudre tant pour la médecine que pour la métapsychologie.

E-mail d'un ancien patient dont l'épouse est enfin enceinte après six FIV ; il se trouve que son père est mort récemment. Naissance et mort ont toujours été liées dans les histoires familiales (c'est la raison pour laquelle on donnait souvent le prénom du grand-père ou de la grand-mère à l'enfant du fils ou de la fille).

Cet après-midi justement, c'est l'anniversaire des 4 ans d'un de mes petits-fils, né au moment de la mort de son grand-père. Il porte le prénom d'un arrière-grand-père. Je prends une photo de lui improvisant une petite danse sur la tombe au Père-Lachaise (tombe qui contient l'urne des cendres, en attendant la mienne). Ça donne du sens aux choses.

Une patiente dont l'analyse est terminée depuis plusieurs mois du fait de son départ de Paris m'envoie cet e-mail à propos d'un rêve récent :

> « Je me présentais pour un poste de secrétaire suite à une petite annonce que vous aviez fait paraître dans le journal. Je voulais vraiment le poste et aussi vous voir. Après une attente au milieu d'autres candidats qui me disaient qu'ils avaient bien plus de chances que moi d'être pris (dont un qui était un homme séduisant), je suis entrée dans votre bureau, et là, j'ai commencé par un reproche : "Vous êtes glaciale, vous ne prenez jamais de mes nouvelles, etc." Vous m'avez répondu par une phrase de Platon avec des mots grecs qui disait en substance : "Il vaut mieux réfléchir que de parler." Ensuite (et c'est le plus significatif) entrait l'ami de ma mère. Il s'installait à son tour et vous disait qu'il n'avait trouvé que ce moyen pour vous voir. Pour lui, vous étiez ma mère. »

Le contexte est important à connaître : elle et sa compagne ont deux enfants, dont l'un conçu avec un donneur connu ami de l'une de mères. Ce dernier s'est avéré par la suite de mauvaise foi par rapport à son engagement : il a reconnu l'enfant. Puis, il y a eu procès sur procès. L'autre l'a été par une IAD avec un donneur non anonyme, mais distant et pas impliqué dans le futur de l'enfant. Cette patiente m'avait demandé de me manifester dans la presse à propos d'un cas semblable. J'ai envoyé un texte à *Rue 89* sur la notion de « triparenté » qui me semble une clé utile pour décoder le nouveau paysage familial se déclinant sous nos yeux à l'aune des PMA avec des tiers procréateurs.

Il est illustré par plusieurs affaires récentes qui opposent des donneurs de sperme et des couples de mères lesbiennes autour de la paternité de bébés conçus par insémination artificielle. Ce concept rend compte du fait qu'il existe dorénavant des parents « en plus » – que ce soient des figures génitrices et/ou des parents sociaux – qui viennent s'ajouter aux parents légaux. Il me paraît essentiel que cette notion puisse être reconnue dans les familles composées à la suite d'une PMA avec dons. Une logique additionnelle devrait permettre d'envisager un cumul de figures paternelles et maternelles : les unes *et* les autres, au lieu de les unes *ou* les autres.

Me référant à une collègue québécoise, je citais un jugement canadien, particulièrement novateur, qui me semble être une anticipation de ce que sera peut-être l'avenir des familles multicomposées par AMP avec dons. Voici ce jugement, qui rencontre également une histoire que je vais relater plus loin :

> « Le 2 janvier 2007, les trois juges d'une cour d'appel de l'Ontario ont estimé, à l'unanimité, qu'il pouvait être dans l'intérêt d'un enfant d'avoir trois parents en accordant le statut de mère à la compagne de la mère qui s'en occupe depuis sa naissance. Cet enfant est né, il y a cinq ans, grâce à une insémination artisanale avec un donneur de sperme connu de ce couple de femmes. Cet homme a reconnu l'enfant et participe à son éducation. La démarche de la seconde mère était soutenue

> par les deux parents de l'enfant. C'est la première fois, au Canada, qu'est ouvert l'accès à la triparenté : un enfant, dans son intérêt, ont estimé les juges, peut avoir un père et deux mères [...]. Il n'est pas improbable que, dans l'esprit des juges, soit intervenu le fait que les deux femmes cohabitaient depuis 1990 et qu'elles ont décidé, en 1999, de rechercher un donneur de sperme qui ne serait pas étranger à la vie de l'enfant. De plus, la compagne de la mère avait eu l'intention d'introduire une demande d'adoption de l'enfant. Elle y avait toutefois renoncé car l'agrément de cette demande aurait signifié la perte, pour l'homme, du statut de père. Les juges pouvaient donc estimer qu'ils étaient en présence d'une "réelle" famille composée de trois parents, même si l'homme ne réside pas avec les deux femmes et l'enfant. Cet enfant résulte de la volonté de deux femmes qu'il vienne au monde, de la volonté d'un homme de le leur permettre et de l'investissement de ces trois personnes dans le "travail parental", avec un investissement particulièrement soutenu, dans la cohabitation quotidienne, de celle qui revendiquait le titre de troisième parent ».

Je pense que mon texte n'a pas tellement plu à ma patiente. Son rêve est sans doute à comprendre à la mesure de sa colère contre moi. Il n'empêche que j'en prends aussi pour mon grade : ai-je été distante ? trop froide ? Est-ce que je jargonne en grec ? Pense-t-elle que je préfère les hommes et que je rejette les lesbiennes ? J'« aime » pourtant beaucoup cette patiente avec laquelle le travail a bien progressé au fil des années (c'est vrai également pour moi !).

Quelques mois plus tard, je reçois un livre de réflexion sur son histoire de mère de famille, « mariée, deux enfants », lit-on sur le flyer rédigé par son éditeur. Excellent ouvrage, bien écrit, pas polémique ; il aura, je pense un grand succès. Entre-temps, elle-même et sa compagne ont bénéficié d'un jugement novateur qui leur est très favorable. Tant mieux.

Une découverte de cinéma sur TCM : *Rabbit Hole*, film de 2010 avec la sublime Nicole Kidman. C'est l'histoire d'un couple dans lequel les deux conjoints vivent différemment la mort de leur fils, 4 ans, et se déchirent. J'ai souvent été confrontée à ces cas, dans ma pratique clinique à l'hôpital, en particulier après les interruptions médicales de grossesse ou les morts *in utero*. La famille et les amis bien intentionnés mais à côté de la plaque disent à ces parents d'en faire un autre. Il y a dans le film un groupe de parole psy tel que j'en avais animé un à l'époque. Kidman est époustouflante sans maquillage. Même au cinéma, on ne parle que d'enfant fait ou à faire !

Je vais voir avec une amie l'exposition sur les Étrusques : leurs tombes sont en forme de maisons miniatures, sympathiques chaleureuses, vraiment des « dernières demeures », personnalisées. Bien différentes des boîtes à chaussures géantes de nos cimetières, alignées en rang d'oignon. Comment se fait-il que notre société n'ait su inventer qu'un sac en plastique avec fermeture Éclair (style poubelle) pour y « jeter » le mort avant l'incinération ou l'enterrement ? Chez nous, depuis la fin du XXe siècle en tout cas, on traite les morts comme des déchets qu'on brûle dans l'équivalent, en plus obsessionnel et propre, d'une décharge pour les ordures. Pis : on ne transforme même pas cette ordure en or comme on le fait dans les décharges des « pays du Sud » (ou même d'Italie) pleines de gens qui récupèrent tout ce qu'on peut revendre, transformer ou manger (*cf. Les Météores*, roman de Michel Tournier).

Les médias parlent partout du procès du « kiné de la forme » comme il se nommait lui-même, Pierre Pallardy, qui comparaît aux assises de Paris. Il est l'auteur de nombreux livres et était une vraie star il y a quinze ou vingt ans. Il est accusé d'abus sexuels avec ses patientes. Procès public. Il a été condamné à dix ans de prison. Cela me fait un double choc. D'une part, je l'ai eu comme kiné quand j'attendais mon dernier enfant. Il proposait une gymnastique collective pour les femmes enceintes qui souffraient du dos, c'était un bon kiné. Quelle n'a pas été ma surprise quand j'ai découvert des années plus tard qu'il s'était proposé, dans le cadre de son cabinet, comme donneur bénévole de sperme à l'une de mes patientes qui avait fait dix IAD sans succès et était très découragée. C'est à peu près le scénario de *La Valse aux adieux* de Kundera. Cette histoire que je me garde bien d'analyser de manière « sauvage » (le « don » a marché, un belle petite fille est née après une unique relation) souligne la grande difficulté pour les femmes de cet acte médical froid et anonyme qu'est l'IAD ; surtout quand ces inséminations se répètent (maintenant on passe en FIV avec donneur après quatre ou cinq échecs d'IAD). Cette histoire est complexe mais nullement dramatique. La relation était consentie, il apparaissait comme le géniteur idéal (la photo de ses enfants trônait sur son bureau). C'est, pour cette patiente, le secret qui a été le plus lourd. Elle l'a dit à son mari bien plus tard.

Suivi d'une patiente qui a fait déjà dix FIV. Je la vois depuis peu et je cherche à comprendre avec elle ce qu'elle veut vraiment en continuant ce parcours fou (c'est la raison pour laquelle son médecin fiviste me l'a adressée) : elle me dit vouloir être enceinte comme ses amies, elle souhaite aussi pouvoir tourner la page, passer à autre chose (elle a un travail passionnant). Elle ne se voit guère en mère, mais ça se fait, dit-elle, résignée ; ses deux sœurs l'ont fait, même sa mère, et pourtant « elle n'a pas la fibre », ajoute-t-elle. Pendant quelques séances, j'essaie de lui faire habiter sa demande avec un ressenti personnel, avec sa propre histoire. Elle réagit avec intérêt. Au bout de quelques séances, quand elle sonne à l'interphone, elle se présente par son seul prénom. Intérieurement et non sans une certaine autodérision, je me dis que ça va marcher très vite en raison d'un transfert maternel très fort. De fait, quelques semaines plus tard, je ne suis qu'à demi surprise de l'entendre m'annoncer qu'elle est enceinte, naturellement, sans FIV ! Ce n'est pas de la magie, tous les psys qui travaillent en AMP ont une expérience de ce genre.

La grossesse se passe bien. Toutefois, il a fallu « mettre beaucoup de mots » pour éviter le télescopage de la vie psychique et combler la « rapidité » et la « naturalité » de l'événement. Pendant les traitements de FIV, il me semble en effet que cette patiente n'attendait pas réellement un enfant. Elle suivait des protocoles. Elle prêtait son corps à une expérience. Depuis, elle est peu à peu habitée par le désir d'enfant, elle se l'est approprié.

J'ai un premier rendez-vous avec un couple sympathique, deux normaliens en sciences dures (physique). La patiente commence un nouveau cycle de FIV nommé « mauvaise répondeuse » ! À l'écoute de cette étiquette, Mme D. s'est effondrée dans le cabinet du fiviste (son mari me le dit, elle confirme) ; elle se sent coupable (on le serait à moins...). Ils sont complètement désarçonnés par les protocoles, les courbes, les chiffres, les dosages qu'on leur assène, un langage dont ils sont pourtant familiers dans leur domaine, mais là ils ne savent pas si c'est de la science ou de la « cuisine » ! Les médecins changent le protocole d'une FIV à l'autre ; eux sont intimidés et n'osent demander pourquoi. De fait, le modèle des sciences dures n'a rien à voir avec le tâtonnement empirique de l'AMP. Comme l'affichait sur sa porte Jacques Testart, l'un des deux pères scientifiques d'Amandine, premier bébé FIV français, « éprouveur/inventeur ».

Ce couple a bien tiré parti de ce long entretien et je ne serais pas étonnée que « ça » ait marché depuis. Souvent, dans ces cas-là, je reçois un e-mail m'annonçant la bonne nouvelle ou bien un faire-part de naissance un an après. C'est l'intérêt de la psychothérapie brève. J'aime beaucoup cette économie de moyens.

Ce soir, il y a trois excellents films sur mes chers canaux cinéma : *Un frisson dans la nuit* (1971) de et avec Clint Eastwood, *The Magdalene Sisters* (2002) de Peter Mullan et *Marie-Antoinette* (2006) de Sofia Coppola. Je les ai vus tous les trois à leur sortie. C'est un choix préempté dans mon cas car je suis une groupie de Clint, même à la « période gâchette ». Pourquoi ? J'aime Clint parce qu'il vieillit bien, les rides l'embellissent, sa perte musculaire est touchante, il n'a pas de ventre comme bien des hommes de son âge. J'aime sa relation avec sa fille, la quarantaine (interview donnée à Paris il y a deux ans quand il est venu présenter son dernier film). J'aime aussi le Clint des *seventies* avec son pantalon patte d'eph et ses lunettes de soleil… parce que j'aime les *seventies*.

Je sais, ce n'est pas dans le sujet du livre, mais je me « ventile » grâce au cinéma et j'ai l'audace de croire que mes patients en bénéficient. Je le dis par honnêteté. Quel patient ne s'est pas demandé ce que faisait son analyste le soir ou en vacances ? Moi, je me suis cent fois posé la question avec mes différents analystes : fait-elle un pot-au-feu pour son jules ou se cultive-t-elle ? Un soir, j'ai croisé mon analyste (une femme) au cinéma ; je n'étais pas mécontente et ça m'a permis de fantasmer sur son compagnon. Si elle s'était trouvée avec une femme, aurais-je pensé qu'elle était lesbienne ? Quand je fréquente les salles obscures, je jette un coup d'œil sur la file d'attente.

Plaisir ambivalent que de revoir un bon vieux film : nostalgie bien sûr, mais si le film dépasse les outrages du temps, une seconde vision devient carrément délicieuse. Je me régale d'avance de m'offrir une soirée cinéma après de nombreuses heures accrochée à mon clavier. En tout cas, je commence à avoir une bonne culture ciné. Pourquoi me vient-il sans cesse à l'esprit le fantasme d'examen ? Oui, j'aimerais passer un examen de cinéma. Comme pour valider mes connaissances ? Ou pour me justifier de passer tant de temps à regarder des films ? C'est fou ce que l'éducation laisse des traces. Mon rêve, c'est de gagner au *Jeu des mille euros* que j'essaie d'écouter à 13 heures sur France Inter entre deux patients. Comme ça, je me note. Quand il y a des questions cinéma, je ne suis pas mauvaise... En histoire et en littérature non plus, mais en physique, en maths ou en records sportifs, je suis nulle. Il faudrait que je me trouve un bon coéquipier ; c'est bête que je n'y aie pas pensé plus tôt. Ph. était incollable tant en sciences qu'en sports !

Quelques jours de vacances à l'hôtel avec deux de mes petits-enfants, P., 9 ans, et M., 7 ans. Je suis la seule grand-mère avec des enfants jeunes. Pas dans la norme thalasso de cet hôtel pour parents avec jeunes enfants, couples de sexagénaires ou couples de jeunes. Pourvu que je le reste jusqu'au bout (hors norme).

Vu *Hamlet* à la Comédie-Française avec une mise en scène audacieuse dans un décor années 1960 volontairement vulgaire. La tirade « *To be or not to be* » est déclamée en partie dans les toilettes… Très belle traduction d'Yves Bonnefoy. J'ai beaucoup aimé. Le public avait l'air suffoqué. Quelle jouissance ça doit être de mettre en scène un texte célèbre, de le tordre tout en le respectant à la lettre. Denis Podalydès était presque aussi bien que les anciens Hamlet, dont Kenneth Branagh, et que celui vu à Stratford-upon-Avon en 1957 et au TNP (était-ce avec Gérard Philipe ?). Le metteur en scène écrit dans le programme qu'on nous distribue : « Pourquoi serait-ce toujours à Elseneur et pas dans un bar ? » On s'en fout d'Elseneur, après tout. Je sors d'excellente humeur. Prête à « attaquer » le jour suivant.

Je reçois un nouveau couple en échec de FIV. La différence avec les autres : c'est le conjoint masculin qui est dans un état épouvantable, réellement proche du suicide. C'est de lui en effet, âgé de 30 ans, que vient le problème d'infertilité. Il me dit que sa vie n'a aucun sens sans enfant : il ne fait qu'attendre les cycles de sa femme, tout comme un automate. C'est, mot pour mot, ce qu'on entend le plus souvent de la bouche des femmes, très rarement de celle des hommes, avec cette intensité en tout cas. Il est impressionnant : son visage est tordu d'angoisse. Les médecins le regardent à peine, ajoute-t-il, puisque c'est sa femme qui est la patiente – c'est vrai dans les faits. Quant à cette dernière, elle est très inquiète. Cette inversion de la charge et de la responsabilité en cas d'échec en FIV, surtout à la suite d'une injection d'un seul spermatozoïde dans l'ovocyte (ICSI), est particulièrement paradoxale. Je donne donc rendez-vous à ce patient dans un mois, ne serait-ce que pour lui fixer un autre but d'attente, stratégie comportementaliste qui peut être utile à l'occasion.

Dîner avec des politiques ou apparentés. Ils font du *name dropping* et savent tout sur la vie privée des uns et des autres. C'était avant l'« affaire Hollande » (je suppose que tout ce beau monde « savait »). Des gens très sympas au demeurant. Je m'étais exprès habillée avec de vieux vêtements, mais j'ai découvert en arrivant une tache de café sur mon pull et j'ai passé ma soirée à me contorsionner pour tenter de la cacher. Bien fait pour moi qui voulais jouer à l'intello de gauche se foutant de sa tenue (par coquetterie, j'aime bien mettre ma Légion d'honneur sur un vieux pull !). L'un des membres du couple mentionne qu'ils ont jeté aux orties leurs billets pour *Hamlet* tant les critiques étaient négatives ! Pourquoi ne se font-ils pas leur idée par eux-mêmes, quitte à partir à l'entracte ? Ça me laisse songeuse sur le conformisme d'une certaine élite.

Rendez-vous avec un autre couple en échec de FIV qui me remet une lettre de leur médecin fiviste. Beaux, la quarantaine, une caractéristique : le mari est un peu plus jeune. Leur histoire est très compliquée (comme toujours...) : elle-même a déjà un enfant qui a aujourd'hui 12 ans et elle en voudrait un avec son compagnon actuel. Lui a l'air d'être encore un peu l'enfant de ses parents, qui voyaient sans doute un autre avenir pour leur brillant fils que cette union avec une étrangère divorcée nantie d'un enfant et d'une autre religion de plus (*cf.* le film *Géant*) ! C'est cependant un couple solide (ils vivent ensemble depuis sept ans) et très amoureux. Lui investit beaucoup l'enfant de sa compagne qui vit avec eux à mi-temps. Voudrait-il en réalité un « enfant tout fait » ? C'est plus souvent le cas qu'on le croit.

Week-end à Marseille avec les amis ethnologues. Nous allons au Mucem et voir l'expo Le Corbusier (j'avais oublié qu'il était également peintre et faisait des tapisseries sublimes). Le musée n'est pas terrible. Un chauffeur de taxi nous parle des quartiers nord qui, à la différence de la banlieue parisienne, ne sont pas délimités géographiquement. Il dit qu'il refuse les courses « là-bas », c'est-à-dire trois cents mètres plus loin ! La géographie est toujours plus ou moins subjective.

Visite de Jan, vieil ami et célèbre philosophe danois (ce n'est pas Kierkegaard, mais il en est spécialiste). Il me demande en arrivant : « Tu as combien de temps ? » Horrible découpage de l'agenda, je dois lui répondre : « Une heure et quart. » Il est entre deux avions et nous n'avons pu trouver cette fois un moment pour déjeuner ou dîner, ce que nous faisions habituellement. Du coup, il parle de lui pendant cette heure et quart… Vu notre amitié ancienne et son histoire familiale étonnante – dans laquelle j'ai été passablement impliquée ainsi que ma famille –, je tolère assez bien son monologue, non sans avoir fait quelques vaines tentatives de prise de parole. Je voulais lui faire mon numéro « anévrisme ». En vain.

Il s'est remarié à 45 ans avec une gynécologue nettement plus jeune que lui ; ni l'un ni l'autre n'avaient d'enfant. Deux sont rapidement nés. Sauf que, pendant la seconde grossesse, un grave cancer s'est déclaré chez la mère et que l'équipe médicale a conseillé une interruption médicale de grossesse pour tenter de la sauver, sa grossesse faisant en quelque sorte « flamber » le cancer. Choix atroce qui, en réalité, n'en a pas été un pour eux : ils ont décidé de poursuivre la grossesse. Leur fille est née, mais quand elle a eu 3 mois, la mère est morte. L'horreur. Jan s'est retrouvé seul avec deux jeunes enfants, un garçon de 4 ans et un bébé, sans aucune famille pour l'aider d'un quelconque côté. Juste des amis (dont moi, mais j'étais loin). Je lui ai proposé de prendre les deux enfants l'été qui a suivi, deux mois après la mort de leur mère (qui était aussi une amie). Il a accepté et a fait un aller-retour en Bretagne pour les déposer. Nous pensions qu'il allait rester un peu, mais il avait un congrès au Japon.

Aucune langue n'était possible pour communiquer avec le petit garçon. Ensuite, nouvelle catastrophe : le bébé est tombé malade (la coqueluche, très grave à cet âge). Il a fallu l'hospitaliser dans le petit hôpital local ! Son frère a vu partir sa petite sœur, c'était poignant. Toutes les ressources familiales ont été mobilisées, le père est revenu dès qu'il a pu. Nous avons été sidérés par ses capacités paternelles, lui l'intellectuel en plein deuil. Il communiquait étonnamment avec ses enfants. Sa fille a d'ailleurs guéri assez vite. Il faisait davantage de sport que nous (il était le premier à se baigner dans l'eau glacée de cet été-là !), partait en balade dans la région avec son fils (nous gardions le bébé). Un jour, il est rentré alors que nous étions sortis et que la maison était fermée : il est allé tranquillement chercher une échelle chez les voisins et est passé par la fenêtre du premier étage (très haute...).

Je pensais alors à un épisode maniaque consécutif au deuil, mais le futur m'a donné tort. Car tout a continué de la même manière. Les « enfants » ont maintenant 24 et 19 ans ; je les vois de temps en temps, ils vont bien. Leur père a été plein de ressources pendant toutes ces années, les emmenant partout quand il le pouvait, dans ses congrès à travers le monde ou en camping sauvage (à 60 ans !). Il a écrit trois livres en passant. Aujourd'hui, il est toujours aussi tonique.

Son fils (qui va venir passer un an à Paris l'année prochaine) parle français et dit n'avoir aucun souvenir de la Bretagne. Nous avons commenté ensemble les photos, il connaît par cœur l'histoire de l'hospitalisation de sa sœur et elle aussi commente. Elle parle un anglais parfait et est étudiante en art dramatique. Tous deux sont du genre surdoué. La jeune fille a vu les nombreux films tournés par son père sur sa mère, mais elle est toujours avide de détails vivants sur elle.

J'en parle dans ce livre car cette famille casse toutes les idées simplistes, sur le deuil et la paternité tardive notamment. J'ai de la chance de les connaître. On peut comprendre dans une certaine mesure le fonctionnement mental un peu obsessionnel de Jan. Il s'était juré de donner à ses enfants une vie normale. Il a réussi.

Revu à la télé avec intérêt *Graine de violence* (1957) avec Glenn Ford (mort récemment) et Sydney Poitier, jeune. La chanson *Rock Around the Clock* a fait le tour du monde. Le scénario – à partir d'un fait réel – se déroule le temps d'une année scolaire dans une *high school* professionnelle où sont pensionnaires de jeunes « sauvageons », étonnamment proches des nôtres « au-delà du périph » à Paris ou dans les quartiers nord de Marseille... Dans le film, le proviseur définit ainsi cette génération : « Quand ils sont nés, leur mère travaillait à l'usine, le père était à la guerre, ils ont été élevés dans la rue ; c'est de là que sont partis les gangs. » Comme chez nous plus ou moins... avec la transposition contemporaine : deux parents au chômage dans des banlieues sinistres.

Rendez-vous avec une femme d'allure très jeune que j'ai reçue une première fois il y a quelques mois. Elle voulait un enfant et avait alors découvert avec épouvante qu'à 46 ans, il était un peu tard ! Jusqu'à ses 38 ans, ses amants successifs n'en voulaient pas et elle attendait le « bon ». Aucun médecin, me dit-elle, ne lui a parlé d'horloge biologique, ce qui la rend amère, en colère. Après sa dernière rupture, elle a fait deux FIV en tant que célibataire, à l'étranger, avec ses propres ovocytes (c'est interdit en France). Échec. Depuis, c'est pire : le désir d'enfant est devenu une idée fixe, elle ne pense qu'à ça. Elle déroule ensuite le parcours presque « classique » qu'elle a suivi après : un essai de double don de gamètes (ovocytes et sperme) en Espagne, puis en Grèce, puis à Chypre. Sa prochaine tentative aura lieu dans un mois à Chypre, dans la partie turque.

Elle se demande aujourd'hui si, selon ses propres termes, elle pourra « aimer l'enfant d'une autre » dans le cas où elle serait enceinte après cette FIV double don. Je saisis la balle au bond et lui demande : « L'enfant d'une autre ? Mais de qui ? » Rappelons que, dans le double don, il n'y a pas de couple concepteur, les deux donneurs de gamètes ne se sont jamais rencontrés et ignorent qu'ils ont conçu ensemble. Son donneur de sperme, en l'occurrence, est danois. Il vient de la banque de sperme qui approvisionne l'Europe, et sa donneuse est méditerranéenne ; tout du moins, c'est ce que lui a assuré la clinique.

Cette patiente n'avait pas pensé à cet aspect des choses, mais le fait d'en prendre conscience la rassure un peu : elle ne portera pas l'enfant d'un autre couple, son enfant n'aura pas de « vrais » frères et sœurs. Elle travaille actuellement chez un artiste âgé et sans enfant. Peut-être accepterait-il de reconnaître l'enfant à venir. *Why not ?*

Ensuite arrive Mme P., une patiente, presque une amie, que j'ai suivie avant même qu'elle ait des enfants, au début de son parcours de FIV pratiqué à l'époque avec ses propres ovocytes. Comme presque toujours, elle me parle, fascinée, de ses jumeaux (6 ans) conçus par FIV avec une donneuse d'ovocyte. Elle pense qu'ils ont une sorte de prescience de leur vie intra-utérine. Son fils et sa fille sont très différents : sa fille veut grandir, tandis que son frère veut revenir dans le ventre de sa mère. Elle les observe, toujours aussi attentive : ils sont peut-être surdoués, dit l'école, qui les adresse au psychologue scolaire. Mme P. se pose des questions sur leur précocité et sur certains de leurs symptômes, peu graves, mais qu'elle pense liés à leur histoire *in utero*. Je propose d'autres lectures possibles, notamment celle liée au fait que ce sont des enfants très attendus, arrivés très tard dans la vie de leurs parents (la question de leur âge et de leurs cheveux blancs sont des détails qui n'échappent pas à leurs enfants). Mais toute leur histoire est surdéterminée, il n'y a aucune causalité linéaire, aucun fil d'Ariane unique à tirer entre l'âge des parents, le don d'ovocyte et d'autres éléments encore. Je propose un suivi psy avec une collègue pour un de leurs enfants, proposition qu'elle et son mari acceptent tout de suite.

Vu *Le Hobbit* avec deux de mes petits-fils, 15 ans ; c'est une sorte de suite du *Seigneur des anneaux* de Tolkien. Ce monde en 3D n'est pas sans évoquer pour moi un futur fantasmé de l'assistance médicale à la procréation, un futur où il pourrait y avoir des greffes d'utérus, où l'être humain serait en permanence recyclé avec les organes de son double congelé, où un embryon humain pourrait être porté par une guenon bonobo, sans compter les jeux avec les générations, une petite-fille élevant sa grand-mère, etc. Cet imaginaire m'a aidée à ne pas trop m'ennuyer (deux heures quarante-cinq de projection !). J'ai adoré *Inside Llewyn Davis* au Champo, autour du folk américain des années 1960, mais eux se seraient sans doute atrocement ennuyés. Nous ne sommes pas dans le même monde, à l'évidence. Nous nous retrouverons plus tard dans un film que j'aurais – moi – choisi après mûre réflexion, *Night Moves,* intermédiaire entre le monde des adultes et celui des grands ados.

Je me plonge dans le numéro spécial de la revue *Incidences* consacré à l'inceste du deuxième type, en hommage à cette lecture de la parenté par Françoise Héritier. L'été dernier, parmi d'autres, j'ai lu quelques romans qui confirment son intuition, notamment *Un amour insensé* de Junichirô Tanizaki.

Ces pages commencent à vivre en moi, je les sens mieux, je me rue le matin sur mon ordinateur pour les nourrir (la tétée du matin ?). Je prends alors conscience que je suis à peu près à la moitié du calendrier prévu pour ce journal de bord : neuf mois. Le « bébé » bouge, je le vois mieux, c'est le temps de l'échographie. Il a l'air à peu près normal, mais sait-on jamais ?

Nombre de patients parlent en séance des stratégies familiales complexes des « fêtes » : qui va déjeuner ou dîner chez qui le jour de Noël ou le 24 au soir ? Ils évoquent les rivalités avec les belles-familles, les jalousies entre frères et sœurs qui sont ravivées. Et les cadeaux ! Il y aurait un livre à écrire. Son titre : *Cadeaux/Contre-cadeaux* ou *La Guerre à coups de cadeaux*. Sans compter la question épineuse des enfants (adultes) qui, soi-disant, n'« arrivent pas à venir », préférant s'enfuir au Mexique ou au Sri Lanka à ce moment-là.

Les fêtes, comme on dit (j'ai horreur de ce terme), sont l'occasion d'un gigantesque potlatch – sorte de guerre à coups de cadeaux que pratiquent les Indiens Kwaktiul du Nord-Ouest canadien qui, initialement, brûlaient des couvertures. Celui qui en détruisait le plus jusqu'à se dépouiller complètement gagnait. Chez nous, Français, c'est à qui fera le plus beau cadeau, le plus original. Tout le monde sort fauché et épuisé de cette affaire à l'issue d'enjeux hautement diplomatiques, avec quelques kilos de plus et quelques centaines d'euros en moins. La modernité de ce rite totalement pervers tient désormais à la revente des cadeaux sur Internet dès le lendemain ! Belle modernité...

Certains patients en FIV font une trêve à ce moment-là, à l'instar de la trêve des confiseurs ou de celle du Têt pendant la guerre du Vietnam. L'une de mes patientes, qui a fait cinq FIV, « case » la Thaïlande après avoir programmé en janvier sa prochaine « tentative » (de FIV, non de suicide, j'ai toujours un doute). Un autre, pour couper au repas de Noël, s'est exprès programmé un voyage professionnel en Chine avec retour le 25 décembre ! Il arrivera ainsi tout juste pour le déjeuner de famille et, fatigué grâce à la nuit en avion, ira dormir au bout d'une heure. Erreur des Chinois ! a-t-il prétendu. Une autre, récemment remariée, qui a un petit garçon de 2 ans de son deuxième couple, part en Amérique du Sud avec son mari et le plus petit en laissant les deux garçons de son premier mariage à ses parents (c'était, dit-elle, trop cher de partir à cinq !). Elle leur demande d'être très cool avec les ados, un peu déprimés ces temps-ci...

Chaque histoire en ce moment parle de « ça », c'est-à-dire de l'entité familiale dont on ne connaît plus désormais les contours, surtout depuis quelques décennies avec la galaxie des familles multicomposées. C'est le cas par exemple d'un couple d'hommes où le compagnon de mon patient n'est pas invité par les parents car ces derniers pensent que leur fils est un célibataire endurci, un dragueur, etc., alors qu'il vit avec cet homme depuis dix ans et qu'il est en plein projet parental (inséminations) avec une femme. Elle-même est membre d'un couple lesbien dans lequel la compagne a un enfant de 10 ans (elle était mariée auparavant). Pour lui aussi, la question de Noël se pose. Ce sont, on le voit, des histoires à dormir debout ou à ne pas dormir, et il faut déjà penser à la séance de rattrapage qu'est la galette des rois en janvier !

L'année dernière, il se trouve que le jour de la galette était aussi celui de la grande manif antimariage pour tous. Ce qui a créé des psychodrames un peu différents : dans une famille dont on m'a parlé certains membres se sont décommandés à la dernière minute en disant qu'ils allaient manifester. Ils ont dû expliquer pourquoi, ce qui en a sidéré certains.

Sur ce, séance avec un patient homosexuel qui comptait sur les libations de Noël avec ses parents pour l'aider à faire son *coming out*. Ce qui lui est d'autant plus difficile que son frère, également homo, l'a révélé il y a cinq ou six ans et que ça ne s'est pas très bien passé. Il ne tient pas à rouvrir la blessure, lui le « fils préféré » sur lequel les parents comptent pour perpétuer la lignée. Ils ne connaissent que de vue son compagnon, qu'ils prennent pour un vague ami et qui, de son côté, l'a dit à ses parents il y a longtemps. Ça ne s'est pas bien passé non plus ! Quant à sa propre sœur, classique hétéro auparavant, elle est devenue maintenant homo, ce qu'elle n'a pas dit non plus ! Noël sera chez eux vide de petits-enfants, mais plein de non-dits.

Arrive une patiente récemment mariée à une femme – encore une qui se présente à l'interphone par son prénom. Le couple ne va pas bien, la rupture est possible. Ça se passait bien jusqu'au mariage, mais, depuis, le fait de « faire famille » (avec, entre autres, les conventions des repas de Noël !), les rencontres plus fréquentes, les cadeaux et contre-cadeaux lui sont devenus insupportables. Elle s'est engagée il y a quelque temps dans une liaison houleuse avec une femme hétéro qui a un enfant. Ma patiente aime beaucoup ce dernier et ne détesterait pas vivre avec lui si jamais le couple de son amante cassait et le sien aussi ! « L'enfant tout fait », rêve de nombreuses personnes ?

Janvier

J'attends une patiente du monde arabo-musulman. J'ai toujours une légère angoisse qu'elle arrive à une heure fantaisiste. Elle dit en effet comme d'autres de cette région du monde qu'elle va « passer » alors que l'heure du rendez-vous est fixée. En réalité, ces patients « passent » en général à l'heure prévue, mais comme ils ont du mal avec cet horaire qui leur semble factice et impérieux, ils l'apprivoisent comme s'il s'agissait d'une « visite » qu'ils feraient.

Pour ma part, je ne laisse personne « patienter ». Il faut dire que nous, psys, nous avons toujours l'œil fixé sur la montre avec nos séances qui durent entre cinquante minutes et une heure (pour moi, en tout cas). Toute notre vie se trouve ainsi découpée en tranches. Je sais par exemple où je serai dans trois mois, le lundi à 17 heures : en séance avec Mme X. Pas toujours évident de transposer ce temps fixe dans le milieu amical ou professionnel, sauf pour un rendez-vous de cinéma ou de théâtre car le temps est alors fixé par un tiers. Chacun développe sa gestion personnelle du temps en s'octroyant de petits écarts par rapport au temps universel. Il y a, comme on sait, ceux qui sont toujours en avance (les anxieux), ceux qui sont toujours en retard (les agressifs), ceux qui sont pile à l'heure (les obsessionnels). Quant à moi, je suis plutôt du genre anxieux.

Vu *Heimat,* sorte de roman familial de l'émigration allemande au Brésil dans les années 1840, pour échapper à la famine et à la maladie, à l'oppression prussienne. Intéressant, mais ça ne résonne pas pour des Français comme s'il s'agissait de paysans du Morvan « bien de chez nous ». La mort et la maladie sont omniprésentes : diphtérie pour les enfants, tuberculose pour les adultes. Un siècle et demi en termes de médecine, ça place dans un autre monde. Au cours d'une scène hallucinante, la mère « voit » tous ses enfants morts – ils sont cinq ou six –, avec leur prénom et leur histoire, même courte. Ce qui me fait penser à toutes ces mères que j'ai écoutées qui ont fait des fausses couches, des FIV ratées, qui ont vécu le drame de morts *in utero* ou d'interruptions médicales de grossesse. Elles comptent aussi les bébés morts comme de vrais enfants : elles disent par exemple, quand elles sont enceintes ultérieurement, attendre un énième bébé, après les « autres ». Sans être catho pour autant…

Après un congrès, je m'entretiens longuement avec un gynéco-obstétricien, la soixantaine, de Lomé, au Togo. En Afrique de l'Ouest et centrale, c'est un pionnier de la FIV, des dons de gamètes et d'embryons. Il a réfléchi de manière fort subtile sur les questions de secret et d'anonymat. Nous échangeons notamment sur le choix entre double don et don d'embryon en cas de double infertilité du couple. De manière surprenante, il me dit qu'il conseille plutôt le don d'embryon à ses patients. Au moins, m'explique-t-il, l'enfant aura-t-il une histoire, inconnue certes, mais un passé, des ancêtres de la même culture. À l'inverse, ajoute-t-il, dans le double don, il ne supporterait pas de se prendre pour Dieu et de créer un embryon *ex nihilo* conçu par des gens qui ne se sont jamais rencontrés. Il reconnaît qu'il pense ainsi à la fois comme médecin et parce qu'il se met à la place du futur enfant. Il concède toutefois que, pour les couples, le double don est peut-être plus facile à vivre, la présence de l'enfant d'un autre couple pouvant être gênante dans l'accueil d'embryon. Cet homme étonnant milite pour l'histoire, dans sa pratique de médecin fiviste. Il sait décliner sa clinique à l'aune du récit et de l'anthropologie culturelle. Un émule de Ricœur en Afrique.

Une patiente arrive en disant : « J'ai perdu mon papa. » Je devine le drame que cela représente pour elle, célibataire, 42 ans, conçue par des parents qui avaient un âge assez singulier pour concevoir, 20 ans pour sa mère, 50 pour son père. C'était la seconde vie de couple pour ce dernier, héros de la Résistance et déporté, qui avait eu une famille et deux enfants avant la guerre, dissoute après. Ma patiente était son « bâton de vieillesse », elle l'admirait comme un demi-dieu. Sa mort va, dit-elle, peut-être l'aider à regarder vers l'avant, c'est-à-dire à tenter réellement d'avoir un enfant, ce qu'elle essayait sans conviction depuis peu jusqu'ici. Elle n'a jamais vécu en couple (c'est elle qui pratique des inséminations à l'hôtel avec un ancien ami, marié maintenant, qui lui « rend service »). Sa vie était véritablement dédiée à son père, comme pour réparer les souffrances de la déportation et la « perte » de ses premiers enfants (l'un est mort et l'autre, une fille assez âgée maintenant, ne l'a plus revu après la guerre). En fin d'entretien, cette patiente me dit qu'elle va continuer un peu l'hôtel mais qu'elle songe au don d'ovocytes. Ce qui est plus sain, me semble-t-il, de toute façon je n'ai pas à en juger. Je l'adresse à un collègue masculin, à tout hasard, je pense que cela peut l'aider. Ce qui a l'air d'être le cas.

Vu *Les Garçons et Guillaume, à table !*. Une obligation… tous mes patients l'ont vu. Suis assez déçue, c'est un peu simpliste. Il a reçu pourtant des tas de prix. Comme si on était ou bien hétéro ou bien homo ! La clinique quotidienne montre que ce n'est pas aussi tranché, la bisexualité psychique existe ô combien, on le voit tous les jours. Et il faut se méfier des apparences physiques : tout le monde pense que Guillaume est homo par ce qu'il a l'air efféminé, comme au temps de *La Cage aux folles*. C'est moins vrai qu'il y a trente ans.

Mon patient ingénieur aborde la fin de l'analyse, ce que nous avions prévu depuis quelques mois. Un récent rêve a accéléré les choses. Habité pendant des années par ses deuils (deux oncles, un frère, son père, sa mère), il a petit à petit réussi à vivre au présent son histoire. Une anecdote significative : à l'occasion de travaux de peinture, il se dit que les photos de ses deux oncles qui trônaient dans son salon n'ont plus rien à y faire. Il les a, dans la foulée, montées au grenier. Signature de son travail de deuil, le grenier est à l'évidence un lieu symptomatique.

« Thérapie de couple » (drôle de thérapie et drôle de couple) avec un couple composé au départ d'un homme et d'une femme. Ils ont conçu un enfant (un garçon) qui a maintenant 8 ans. Ils se sont séparés quand le père a commencé son changement de sexe pour devenir une femme, ce qui est fait depuis cinq ans. La femme du couple initial s'est mariée et a un enfant de 2 ans. Les ex-conjoints pratiquent une garde alternée pour leur fils, mais ça se passe mal. C'est pourquoi ils sont venus à mon cabinet il y a deux ans à la demande d'un magistrat.

L'homme transsexuel, devenu femme, vit maintenant avec une femme et assume tranquillement son homosexualité, ce que ne supporte pas son ex qui (par mesure de rétorsion ?) accuse ladite compagne d'attouchements sexuels sur son fils et demande le changement du mode de garde. Beaucoup de professionnels les suivent, notamment un pédopsy avec lequel je communique régulièrement à propos de l'état psychique du petit garçon. Évidemment pris dans des conflits de loyauté entre ses deux parents, il ne va pas bien. Sans compter la difficulté de situer son « père-mère », qu'il appelle Pama. Ces rendez-vous sont pénibles car les parents s'engueulent en permanence… Je leur dis cette fois que je leur donne un ultime rendez-vous dans un mois et que ce sera le dernier s'ils ne sont pas capables de se parler normalement. Acquiescement, mais j'ai des doutes.

La mère est fonctionnaire, le père, juriste. Ils se connaissent depuis quinze ans et semblent avoir été d'accord initialement sur le changement de sexe de Pama, qui a commencé dans un pays étranger juste après la naissance du bébé. Ils m'ont montré des photos de l'avant. J'ai le sentiment que si Pama, jolie femme maintenant, s'était mise en couple avec un homme, l'ex-compagne l'aurait moins mal vécu. J'ai essayé une fois d'avancer une ébauche d'interprétation (une affaire de jalousie entre femmes), elle a été vigoureusement déniée par la mère (confortée par Pama !). Erreur de ma part. *Nobody is perfect.* C'était inaudible pour la mère car ça la renvoyait à une homosexualité inconsciente. Ils/elles sont dans le registre de l'agir pas dans celui de l'élaboration mentale. J'avais accepté cette demande car le pédopsy du fils avait un peu insisté, pensant que ça aiderait l'enfant si ses parents se parlaient de temps en temps dans un lieu neutre. Je crains que ça reste un vœu pieux ! Ils reviennent cependant tous les deux mois environ, rien n'est donc perdu. Je procrastine avec ma menace du « dernier rendez-vous ». Remarquons que ce couple est parfaitement « dans les clous » au plan de la loi, la transsexualité étant autorisée en France.

« C'est d'une consultation philosophique dont j'ai besoin », dit en arrivant une patiente que j'ai vue deux fois il y a quelques mois. Elle est en fin de grossesse. Elle m'a annoncé par e-mail peu après depuis notre entretien qu'elle était « tombée enceinte » à la première FIV avec double don de gamètes, en Espagne. Elle a 45 ans, elle est célibataire.

Le bébé étant près de naître, elle se pose des questions sans doute tenues à distance jusque-là. Tout d'abord sur les géniteurs inconnus d'elle, mais aussi sur l'un vis-à-vis de l'autre. Ils ignorent, dit-elle, qu'ils ont procréé ensemble (la conception ayant lieu en éprouvette dans un pays tiers). Ils ne sauront évidemment rien de la naissance, même pas qu'il y en a eu une. Il en va de même des futurs enfants de l'un et l'autre donneur, s'ils en ont : ils ne sauront pas qu'ils ont des demi-frères et des demi-sœurs quelque part.

De même enfin pour l'enfant de cette patiente qui, elle, aura des vrais frères et sœurs d'« étuve » (conçus le même jour). Car une autre question la taraude : elle a cinq embryons congelés des mêmes procréateurs et elle ne compte pas se les faire transférer vu son âge. Doit-elle les donner à la recherche ou bien les confier à un autre couple ? Ce sont les frères ou sœurs de gênes de son enfant. Enfin, que dire à sa fille de sa conception et quand lui en parler ? Sa mère et sa sœur sont au courant, mais elles n'ont aucune idée des problèmes qu'elle se pose. Les autres ne pensent qu'au bonheur de la future naissance, dit-elle.

Je suis impressionnée par la qualité de réflexion de cette patiente. On pourrait se demander pourquoi elle n'a pas pensé plus tôt à tout ça, mais ce serait sous-estimer l'effet « gelant » pour le psychisme de ces parcours d'AMP qui restent totalement abstraits (des chiffres, des taux, des courbes, des choix presque sur catalogue de donneurs) jusqu'à ce que « ça prenne ». Ce n'est que dans l'après-coup que surviennent en général les questions ; on voit par exemple des parents qui ont eu des enfants par IAD se poser la question de l'anonymat du donneur de sperme quand ces derniers ont 20 ans ou celle du « bon âge » pour la révélation longtemps après la naissance de leur enfant.

Un *C dans l'air* passionnant sur l'offensive d'Al-Qaïda et le conflit religieux radical, comme au Moyen Âge, entre sunnites (90 %) et chiites (10 %), sauf dans certains pays, comme l'Iran, où c'est l'inverse. Une journaliste politique très connue m'amuse : elle est tellement « tirée » de partout qu'elle est gênée pour sourire ; c'est pas charitable, je sais. En même temps, ça en dit long sur la dictature de la jeunesse, pour les femmes surtout. On en revient à la question du temps, comme s'il fallait qu'il « suspende son vol » et ne laisse pas de trace sur le visage et le corps. C'est l'une des raisons pour lesquelles j'aime Clint Eastwood : le temps a passé sur lui, et ça se voit.

La guerre des religions entre chiites et sunnites me rappelle une analyse avec une patiente née au Moyen-Orient et adoptée par un couple français à l'âge de 6 mois. Elle avait été abandonnée par ses parents de naissance, qui étaient probablement, d'après sa propre enquête, de religion chiite pour l'un, sunnite pour l'autre. Je me souviens aussi de mon propre travail sur la vision de la PMA dans ces deux religions, qui ont une approche radicalement différente. J'avais pris connaissance de travaux passionnants d'anthropologues américains dont j'ai longuement rendu compte dans *Famille à tout prix*.

À propos des émissions que j'apprécie, il y a *28 minutes* sur Arte de 20 h 05 à 20 h 30 tous les jours. Je suis fan : l'horaire me convient, les sujets sont très intéressants et excellemment traités avec quelques invités seulement. Ils ont le temps de parler. Et Élisabeth Quin a des petits hauts qui me font rêver et qu'elle change tous les jours ! J'imagine son placard... ou alors on les lui prête. En tout cas, cette émission est l'un des bijoux de notre télévision (franco-allemande). Nadia Daam, sa *sparring partner*, a aussi de jolis petits hauts... C'est hors sujet, je sais, mais c'est mon oxygène... et j'y croise des auteurs que j'aime bien (l'auteur d'*En finir avec Eddy Bellegueule* par exemple).

Je reçois ce soir une jeune femme qui a pris rendez-vous par e-mail et me dit avoir lu un « Rebonds » que j'avais écrit dans *Libération* avant le débat sur le mariage pour tous. Je soutenais l'idée que la vraie question en AMP était celle de l'accès aux origines, que les couples soient hétéros ou homos. Ça l'avait intéressée, on va voir pourquoi. Elle m'avait écrit :

> « Je crois que beaucoup des thèmes de vos recherches sont aussi ceux de ma vie. Et tout particulièrement l'éducation de ma fille de 2 ans et demi que ma compagne a mis au monde et de mon désir de lui donner un frère ou une sœur. »

Je m'attendais à l'histoire classique d'un couple de femmes essayant de monter un projet de coparentalité avec un homme ou un couple d'hommes, mais je m'étais fourvoyée. Cette personne a fait une longue psychothérapie à l'âge de 20 ans, ce qui a donné à l'entretien une dimension presque fulgurante. Elle me dit d'ailleurs qu'elle a commencé le travail avec moi dès la prise de rendez-vous, et même avant (mon article était scotché dans son bureau depuis sa parution). Cette histoire apporte un regard neuf sur la manière dont l'anthropologie de la parenté se décline à l'aune de l'AMP.

C'est une jolie femme, d'allure un peu androgyne. Elle a 40 ans, en fait dix de moins. Elle vit en couple depuis quinze ans avec la même compagne et a un enfant qui a été porté par cette dernière, un enfant dont l'histoire de conception est assez particulière. Ce qui liait ces deux mères potentielles avant de le concevoir, c'était le souci qu'il ait un vrai père, un homme qui soit non seulement identifié, mais également présent dans sa vie. Le don anonyme, que ce soit de sperme ou d'ovocyte, leur faisait horreur. « C'est une maltraitance vis-à-vis de l'enfant, dit-elle, qui pourra toute sa vie se dire en croisant un homme dans la rue : "C'est peut-être lui", ou une jeune fille dans le métro : "C'est peut-être ma sœur." » Elles ont donc cherché – et trouvé facilement – dans leur entourage un père de famille classique (divorcé, de grands enfants, grand-père maintenant), qui les connaissait depuis longtemps et les estimait. Il a accepté un don de sperme pour des raisons à la fois amicales et politiques. Il déjeune maintenant chez elles une fois par semaine et sa fille l'a appelé Papa très tôt. Cet homme a par ailleurs une fille adulte qui a quasiment l'âge de ma patiente.

Pour un deuxième enfant, cette patiente, plus jeune et qui n'avait pas au départ envie de porter un enfant, se déclare désormais volontaire. Ce qui l'a fait changer d'avis, c'est qu'elle a été impliquée dans la maternité de sa fille de manière assez insolite.

Au cours de leurs pérégrinations médico-touristiques pour un deuxième enfant, ce couple avait rencontré un médecin fiviste (dans un pays proche) auquel elles avaient expliqué leur souci de non-anonymat. L'obstétricien leur a alors dit (je le connais, il m'avait adressé un couple pour cette même raison il y a une dizaine d'années) : « Mais pourquoi ne donnez-vous pas de vous-mêmes [c'est-à-dire de votre corps], tous les trois, *à égalité,* pour concevoir cet enfant ? » Et il leur a expliqué tout simplement que celle qui ne voulait pas porter n'avait qu'à fournir son ovocyte. Intéressées et soulagées, elles ont accepté. La FIV a marché.

Cet enfant a donc deux vraies « mères de corps », une seule pour la loi cependant. Si elles se marient, la mère génétique devra alors adopter son propre enfant (un casse-tête pour les magistrats !). Cependant la demande de cette patiente ne concerne pas aujourd'hui cette situation, car tout va bien. Il se trouve qu'ayant découvert le bonheur d'être mère, elle a eu envie de porter le prochain bébé elle-même ; comme il restait deux embryons congelés de la précédente FIV, on a commencé par les lui transférer. Les FIV ont échoué et, avant de recommencer un nouveau cycle complet, elle souhaitait faire le point. Au bout de ce travail, si les FIV ne marchent pas, le couple a décidé de s'arrêter là. Leur fille restera unique. J'ai rarement vu une demande aussi mûrie dès le premier entretien. Je la reverrai pour évaluer avec elle quel type de travail entreprendre, compte tenu de la relative urgence, tout du moins si elle poursuit son projet d'enfant (elle a 40 ans et le géniteur, le père de sa fille, n'est pas très jeune). Ce que souhaite ce couple, c'est de ne pas avoir un enfant unique, mais elles ne veulent aucun acharnement procréatif. Ma patiente pour sa part souhaiterait avoir un enfant qu'elle porte, être enceinte comme sa compagne, « comme tout le monde » afin de se sentir une mère pleinement légitime. Parfois, elle a du mal à dire « ma fille ».

Sur Mezzo, je revois *Einstein on the Beach* de Bob Wilson, découvert en 1976 (cinq heures !). À l'époque, je venais d'accoucher, souvenirs, souvenirs. Devant la télé, l'écoute est évidemment fragmentée, mais ça fait partie du spectacle. En 1976, d'ailleurs, nous sortions prendre un pot, manger quelque chose… Le temps n'a pas le même sens que dans la vie ordinaire. Comme en analyse. Comme dans le rêve. Et comme dans l'inconscient. C'est en fait le ressort des spectacles de Bob Wilson. Oxygène…

Nouveau rendez-vous avec les normaliens scientifiques. La mère potentielle est seule, cette fois : elle sort de l'hôpital après une FIV. A (mal) vécu cette expérience particulièrement stressante. En arrivant, dit-elle, il faut prendre un ticket d'attente, comme dans une boutique SNCF. Dans la salle d'attente, il y avait un mélange de femmes enceintes, de femmes non enceintes (comme elle) et de jeunes femmes qui pouvaient être des donneuses d'ovocytes. Au bout de deux heures, la ponction a eu lieu (moment pénible), au cours de laquelle sont entrées deux « blouses blanches » qui discutaient d'une autre patiente, puis encore une autre, qui parlait du film qu'elle avait vu la veille à la télé. Plus tard, au terme du replacement de l'embryon, un jeune interne (?) lui a donné une photo de l'échographie attestant du transfert, à l'instar de la confirmation d'un achat sur Amazon. Dans le hall en sortant, elle a vu une pancarte appelant le personnel à se mobiliser contre la réduction de postes !

Elle me demande si je ne connais pas un endroit où l'accueil soit plus humain. Je ne m'avance guère car l'hôpital où sont suivis ces patients est très bien coté sur le plan technique.

Il ne leur reste, dit-elle soudain, qu'à se passer de médecins pour avoir un enfant ! Depuis trois ans, de fait, on n'a jamais rien diagnostiqué de particulier chez eux. Ils ont été seulement « secoués dans la lessiveuse médicale ». L'entretien se termine ainsi. Je verrai son mari dans quelque temps. J'ai un bon feeling pour la suite.

Très bon documentaire sur Jean Seberg, l'une de mes « divas ». J'apprends qu'elle a eu une liaison avec mon cher Clint Eastwood. Quel scandale, je ne le savais pas, moi qui croyais tout connaître d'elle ! Magnifiques photos de ce beau couple. J'apprends en lisant *S. ou l'espérance de vie* de Diego Gary que Romain, apprenant cette liaison, a annoncé à l'AFP son divorce. (François Hollande l'aurait-il copié en annonçant sa séparation d'avec Valérie ? Il ne joue portant pas dans la même cour...) Je me suis toujours sentie particulièrement impliquée dans le destin tragique de J. S., car le hasard a voulu que, en 1979, son corps a été découvert roulé dans le coffre d'une voiture garée à cent mètres de chez moi. Je me souviens de l'attroupement, des pompiers, des flics. Personne ne savait qui c'était.

Ce drame est lié à une histoire de bébé et à un symbole de la congélation : Jean Seberg a en effet définitivement sombré lorsqu'on a répandu la calomnie selon laquelle elle aurait été enceinte d'un chef des Black Panthers. C'était faux. Romain Gary, en parfait gentleman, a d'ailleurs reconnu le bébé. Par la suite, après avoir accouché d'une petite fille prématurée (morte rapidement), désespérée, elle a eu l'idée, pour prouver la fausseté de l'allégation, de faire exposer le corps dans sa ville natale du Midwest – particulièrement conservatrice – dans un cercueil transparent afin que tout un chacun puisse vérifier que le bébé était blanc.

Romain Gary n'a plus jamais parlé de Jean, dit son fils. Et l'année suivante, c'est lui qui s'est suicidé. Dans son livre, Diego s'exprime de manière à la fois bouleversante et dure sur ses parents. Il dit que sa vraie mère, c'était sa nourrice Eugénia, sa mère espagnole, comme il l'appelait même devant sa mère, qu'il appelait Jean. Qu'est-ce qu'une mère, en effet ? Ce livre se voudrait apporter quelques éléments de réflexion sur la maternité.

Je reçois cet e-mail d'un couple qui, à première vue – à première vue seulement – est un copier/coller de dizaines d'autres :

> « Nous avons entamé depuis un an une démarche de PMA qui n'a pour l'instant donné aucun résultat ni n'a permis d'identifier les raisons de notre infertilité. Les démarches qui nous sont proposées sont purement cliniques et ne nous permettent pas d'avancer dans notre projet. Aussi, un peu désabusés par la froideur des réponses médicales sans effet pour le moment, nous cherchons d'autres supports pour tenter de mieux appréhender notre situation. »

C'est un exemple typique de la fausse banalité de cette demande excellemment formulée. L'histoire de ce couple, évidemment singulière, n'a rien à voir avec celle d'un autre qui pourrait cependant envoyer un e-mail équivalent. On voit là à quel point la technicité des parcours d'AMP efface, abrase, nivelle l'histoire de chacun et, du coup, empêche qu'elle soit utilisée comme ressource. C'est le cas ici.

Sur ce, séance de thérapie bimensuelle avec un patient qui, comme toujours, livre une analyse remarquable de son fonctionnement psychique, de celui de son fils, de sa mère, de son grand-père. Tous atteints, dit-il, de la même pathologie, qu'il décrit très finement comme une « greffe » d'un inconscient sur celui de l'autre, comme une perfusion ; il parle aussi de « ventouse » d'un psychisme sur l'autre. J'ai l'impression d'écouter à livre ouvert le psychiatre américain Harold Searles dans *L'Effort pour rendre l'autre fou*. La séance est dirigée par lui jusqu'à la fin, il la termine après avoir consulté sa montre, à l'heure prévue. Nous faisons une analyse transgénérationnelle, même si c'est lui seul que je suis. J'avais rencontré sa femme à l'hôpital il y a vingt ans, lorsqu'elle avait accouché de leur fils. Cette rencontre a été décisive elle m'avait dit : « Ce n'est pas moi qu'il faut voir, c'est mon mari. »

Une parenthèse : je suis une psychanalyste qui parle. À propos du silence de l'analyste, sait-on que Freud, son cancer de la mâchoire étant devenu trop douloureux, n'a plus parlé en séance après 1923 ? Il a alors commencé à dire : « hum, hum », ce qu'ont souvent imité certains analystes. En reproduisant un tel modèle sans le questionner, on caricature la psychanalyse. Car le risque du silence, c'est qu'il induise chez le patient une crispation anxieuse. Pour ma part, j'essaie de relancer la « conversation psychanalytique », ce qui n'exclut évidemment pas des moments de silence. Bien sûr, je parle moins avec un patient allongé qu'en face-à-face. Il convient d'adapter sa technique aux conditions concrètes.

Or le flux associatif n'est pas le même quand on a un contact œil à œil avec l'analyste ou quand le regard se porte au-delà, y compris vers l'intérieur.

C'est le jour des hommes. Après la Poste, la SNCF : un patient conducteur de trains. Aujourd'hui, il parle de sa fille, 2 ans, conçue par IAD, après dix ans de cauchemar, dont la naissance et la mort de jumeaux. Il vit maintenant avec elle une paternité idyllique. Tellement magnifique, réparatrice, qu'il lui est arrivé de parler de son problème d'infertilité avec un collègue dont il voyait qu'il blêmissait à chaque naissance chez les copains. Ce dernier lui a dit que lui aussi galérait ; ils ont discuté du Cecos et de l'infertilité. Qui dit que les hommes ne parlent pas entre eux ? Ce patient est tellement heureux qu'il a l'angoisse que tout s'arrête. Il a ici un lieu où en parler. Il a pris goût au sel de la vie.

Vu *Candide* à la Comédie-Française, remarquable mise en scène d'Emmanuel Daumas. La conclusion voltairienne – « cultiver son jardin... », c'est-à-dire travailler pour pouvoir vivre – évoque celle de l'œuvre de Tchekov. Je retourne donc à mon jardin.

Ce soir, réunion de copropriété ! Triste image de l'humanité : petit niveau, chacun roule pour son lopin de terre, pour son dada. Les pires sont les obsédés par les plantes vertes. En deuxième position viennent les harpagons pleins de fric qui ne veulent rien dépenser. Le pire du pire : les deux ensemble ! Ça ne me ventile nullement, bien au contraire. Au nom de l'intérêt de mes patients, je m'abstiendrai à l'avenir.

Le lendemain, ma « patiente seule au monde » vient de voir le film *Philomena*, qui m'a été lui aussi prescrit mais que je n'ai pas encore eu le temps d'aller voir. Elle est bouleversée. C'est un peu sa propre histoire. Je l'ai vu quelque temps après, la pression devenait insupportable. Cela a définitivement érodé mes restes de catholicité...

Dans un intervalle entre deux patients, je reçois cet e-mail, un parmi de nombreux autres du même genre provenant de jeunes adultes conçus par IAD. Le voici sans rien modifier :

> « Moi et ma sœur avons été conçues par insémination artificielle de sperme de donneur inconnu du Cecos de... ; d'après ce que je sais, c'est parce que notre père a eu une maladie qui l'a rendu stérile. On est nées le... à 21 h 15 ma sœur, et moi à 21 h 17 précisément. Nous sommes fausses jumelles et on ne se ressemble pas du tout alors que le Cecos a assuré à mes parents qu'on a bien le même père donneur. Nous aimerions le connaître rien que pour savoir de quelle origine on est, etc., des petits détails qui nous donnent une VRAIE identité !! Notre père on l'aime superfort c'est certain, mais nous avons une partie de nous que nous aimerions connaître ! Quoi de mieux que de se connaître pour pouvoir continuer à avancer droit dans la Vie ?? Je suis blanche aux yeux clairs et ma sœur presque

> métisse aux yeux marron. Rien que par notre physique nous ne pouvons pas chercher notre donneur par ressemblance, puisqu'on ne se ressemble pas ! ALORS IL FAUT CHANGER CETTE LOI QUI GÂCHE NOTRE IDENTITÉ ET NOTRE VIE !! Aidez-nous s'il vous plaît. De + notre frère a retrouvé son père car il n'a pas été conçu par le Cecos, c'est d'autant + dur à supporter pour nous. »

Le lendemain, je réponds par téléphone et j'explique (ou plutôt j'essaie) le sens de la loi française, qui verrouille l'accès à l'identité de donneurs de gamètes. Nous parlons de l'expression fort juste employée par cette jeune fille pour nommer son « père donneur », qu'elle distingue de son père. Comme dans de nombreuses histoires d'adultes conçus par IAD, la recherche ne tourne pas tant autour de la connaissance du donneur que de leur ressenti douloureux devant la part inconnue de leur identité, ce savoir sur eux confisqué par l'État. Sans compter, dans le cas particulier de ces jeunes filles, la question du mensonge : on leur a dit que c'était le même donneur, ce qu'elles ont du mal à admettre.

Cela fait une quinzaine d'années que je reçois des demandes d'aide de ce genre. Je n'ai pas toujours le temps de téléphoner. Je réponds en général en donnant les coordonnées de l'association qui regroupe ces jeunes gens. Ce sera, hélas, avant que la loi change, une génération sacrifiée sur l'autel du conservatisme français et d'une médecine toute-puissante.

Dans d'autres cas, j'ai eu l'occasion de proposer des thérapies brèves dont je ne parle pas dans ces pages car ces séances ont eu lieu hors du calendrier prévu pour ce livre. Ces demandes ne sont en tout cas pas des indications de thérapies analytiques ni *a fortiori* d'analyse. Le poids de la réalité, cette loi confiscatoire d'identité, fait en effet flamber des sentiments de persécution et de colère qui ne constituent pas un terreau favorable à un travail sur soi. Un des effets pervers de ces lois qui instaurent l'anonymat des origines en dogme est de favoriser des regroupements de ces citoyens qui se sentent lésés et tentent de faire pression sur le législateur en créant des associations, plus visibles dans les médias. Une démarche logique dans notre société. De ce fait, ces jeunes gens se rencontrent et des couples se forment, évidemment.

À l'émission *28 minutes* est interviewée une jeune femme qui vient d'écrire un livre sur son histoire confisquée par l'État, dit-elle[6] (elle est l'une des 70 000 adultes conçus par insémination avec don anonyme). Elle est mariée à un autre adulte, Arthur Kermalvezen, lui aussi conçu par don anonyme. La journaliste lui pose la question du risque de consanguinité pour leurs enfants. Que se passera-t-il quand des adultes conçus par dons anonymes auront des enfants avec d'autres adultes conçus eux aussi par don anonyme ? Elle répond qu'il y a en effet un risque, même si l'un et l'autre ont été conçus par des hommes qui ont donné dans des banques différentes, car certains hommes donneraient à plusieurs banques (cela ne correspond à pas mon expérience du

6. A. Kermalvezen, *Mes origines : une affaire d'État*, préface du Pr I. Nisand, Paris, Max Milo, 2014.

sujet mais peu importe puisque cette jeune femme le craint). Propos un peu surréalistes à entendre ! *Quid* du double secret sur les origines pour les enfants qui naîtraient de deux parents conçus par dons anonymes ? Que de bombes à retardement artificiellement créées par le législateur !

Retour de la patiente qui était engluée dans les histoires de Noëls familiaux : après des heures de négociations, elle en a finalement passé trois : l'un avec son père, l'autre avec sa mère et le troisième avec ses beaux-parents. Ils se sont à peu près bien déroulés, mais elle est épuisée. Son rêve aurait été de rester chez elle, près du sapin, avec son mari et le fils qu'ils ont récemment adopté. Or les loyautés familiales priment à ces moments dans certaines familles, avec leur cortège de rancœurs recuites et de non-dits. Il ne faut, par exemple, en aucun cas que sa mère apprenne que ses beaux-parents ont invité son père !

Une patiente submergée par ses parcours de FIV qui ont connu des échecs successifs revient. Je l'ai vue à plusieurs reprises et son compagnon une fois, entre deux rendez-vous avec elle. Elle a 43 ans, un enfant de 10 ans issu de son précédent mariage. Son compagnon est plus jeune, sans enfant. Quand je considère que ces couples n'ont besoin que d'une aide ponctuelle en raison de la qualité de leurs ressources personnelles, je propose un ou deux rendez-vous avec chacun des membres du couple, puis une séance à trois. Ça renouvelle en général le dialogue entre eux, c'est souvent suffisant.

Il se trouve que ce couple a eu un cheminement significatif depuis nos rendez-vous : ils se sont en effet décidés pour le don d'ovocytes, alors qu'elle y était tout à fait opposée au départ. Ils se sont inscrits par Internet à Madrid, dans une clinique très connue pour son programme de ce type. Des milliers de couples de toutes nationalités y défilent, dont des centaines de Français, le don d'ovocytes étant quasiment impossible en France. Ils doivent s'y rendre bientôt pour l'entretien approfondi pré-FIV (d'une durée de quatre heures), à la suite duquel ils devraient commencer la FIV avec don dès le mois suivant. Prudents, ils ont demandé et reçu très vite deux devis, pratique habituelle de ces « usines à bébés » extrêmement bien organisées, l'une pour une FIV sans don, l'autre avec don. Ils avaient opté pour cette dernière option, mais voulaient comparer les prix entre les deux afin de pouvoir évaluer le dédommagement attribué à la donneuse ! Ma patiente me dit que c'est faible. De fait, ces jeunes femmes ne reçoivent que neuf cents euros par ponction.

Ce qui les a fait pencher pour le don tient à deux raisons. La première, c'est que leur médecin fiviste, remarquable praticien, on va le voir, leur a dit que compte tenu de l'âge de la femme et de sa réserve ovarienne, elle n'avait plus que 10 % de chances de réussite par cycle. Continuer des FIV dans ces conditions devenait absurde (je connais d'autres fivistes qui n'auraient pas réagi ainsi…). Il leur a suggéré de penser au don, à l'adoption ou de s'en tenir là. Et leur a conseillé d'en parler à un psy.

Nous avions en réalité déjà évoqué ce sujet : cette patiente m'avait dit qu'elle voulait un enfant d'elle, comme le premier ; sinon, elle aurait fait une différence, estimait-elle. Mais c'était surtout en raison du désir de son compagnon qu'ils aient un enfant ensemble. Il n'aurait pas supporté, disait-elle, l'idée du don d'ovocyte alors que lui fournissait ses gamètes. Lors de l'entretien avec lui, je m'étais rendu compte qu'en réalité, ce qu'il souhaitait par-dessus tout, c'était de voir sa compagne enceinte de lui. Apparemment, ils en ont reparlé plusieurs fois au cours des deux derniers mois, et ce soir, elle me dit avoir compris que son compagnon n'avait rien contre le don et que, du coup, elle non plus. « Un enfant, c'est un enfant », ajoute-t-elle.

Quant à la question des ressemblances, selon ce qu'elle dit, son fils ressemble plus à son père (son premier mari) qu'à elle-même. Cette question des ressemblances est d'ailleurs très bien gérée par la clinique espagnole, peut-être mieux que par la nature ! En tout cas, les généticiens font de leur mieux : sur le questionnaire très détaillé (dix pages) qu'ils ont rempli, la question du phénotype des parents est respectée le plus possible. Ils ont d'ailleurs été un peu estomaqués par ce questionnaire : ils ont coché la case « couple hétéro/don d'ovocyte », mais on pouvait aussi opter pour « couple homo (H/F), avec don de sperme et/ou don d'ovocyte », « double don » ou encore pour la case « célibataire ». Seule absence : la mère porteuse.

Pour ce qui est du taux de réussite, la clinique espagnole affiche 70 % par transfert. Le prix est également transparent. Il existe même un forfait pour trois transferts… à l'intention des défaitistes. Il n'y a tout de même pas de rubrique « satisfait ou remboursé » !

Tout cela figure sur le site Internet de l'établissement. Je commence pour ma part à savoir distinguer les nuances des protocoles en vigueur dans les trois cliniques de Madrid de celles de Valence, de Barcelone, de Séville ou de Malaga, rien qu'à entendre les patients m'en parler depuis une dizaine d'années. L'approche espagnole est radicalement différente de celle de la frileuse AMP à la française. L'Espagne n'est pourtant pas si loin !

J'en viens à un rêve de la patiente suivante, dont je parle peu dans ce livre car elle suit une analyse au long cours. Le point de départ de ce travail était lié à la non-venue d'un enfant (symptôme résolu désormais, cette patiente étant mère de deux adolescents conçus après moult FIV). Ce rêve est tellement récurrent dans tous les inconscients – y compris le mien ! – qu'il me semble intéressant d'en dire un mot, sans insister ici sur les associations de cette patiente.

C'est le suivant : elle doit repasser son bac et sent qu'elle va échouer parce qu'il y a des matières qu'elle n'a pas travaillées. En même temps, elle sait qu'elle l'a déjà. Tous les analystes rencontrent ce scénario onirique sur fond d'échecs répétés au permis de conduire ou à divers examens. À l'analyse, on s'aperçoit que, dans quasiment tous les cas, il s'agit d'une question de « légitimité » : quelqu'un exerce une fonction (de mère à psychanalyste…) en ayant les diplômes nécessaires, mais pas les qualités ou les capacités. Au point que les rêveurs se vivent comme des usurpateurs. J'ai eu un patient normalien, prof d'université, qui s'estimait illégitime dans sa fonction : il avait été conçu par IAD ! Les associations tant de ma patiente actuelle que de cet ancien patient sont en réalité celles de sujets qui avaient des problèmes relatifs à une filiation pas très « orthodoxe », au sens de pas tout à fait légitime. Quant à moi, j'ai analysé mon vécu à propos de rêves de genre dans mon essai autobiographique *Roman familial.* L'accès à la parenté médicalisée avec son cortège d'« examens » en tous genres et d'échecs fournit un terreau fertile à ces fantasmes ou rêves d'examens ratés...

Un ami photographe me dit que F. H. sortait avec J. G. avant son élection à la présidence. Elle était au deuxième rang dans les meetings, juste derrière lui. C'est l'avantage des photos numériques : on garde même ce qui ne semble pas intéressant sur le moment. Comme dans l'inconscient et dans le langage du rêve où ce sont les détails qui sont importants. Qu'est-ce qui a pris à F. H. de dire : « Valérie est la femme de ma vie » et de l'installer à l'Élysée en grande pompe ? Je ne voterai plus pour lui, c'est un indécis, incapable de gérer sa vie privée. De plus peu élégant avec les femmes : refuser d'épouser la mère de ses quatre enfants, une autre pointure que les suivantes ! Il n'a pas de problème de fertilité certes, mais il en a d'autres, on dirait. Il devrait relire Romain Gary.

Ce soir, je revois Mme F. qui a un bébé de 6 mois conçu par don d'ovocyte à l'étranger. Elle a aussi une fille âgée de 8 ans conçue de manière habituelle, mais, entre-temps, elle avait pris quelques années et la FIV avec ses propres ovocytes n'a pas marché.

Tout s'est bien passé avec le don, mais elle vient avec une liste de questions classées dans un dossier. Des questions qu'elle s'était posées tout au long de sa grossesse et même avant, mais c'est différent maintenant que le bébé est là. Que dire à son fils plus tard, et à quel âge ? Toute la famille est en effet au courant du don, à commencer par la grande sœur, mais aussi sa mère, sa sœur, quelques amis et le pédiatre. Que voudra-t-il savoir sur la donneuse ? Elle me montre un document de la clinique étrangère qui indique l'âge de la donneuse : 22 ans. A-t-elle des enfants ? Le médecin ne savait pas. Dans cette clinique, les donneuses, lui dit le médecin, donnent à deux couples différents : se pose, sans réponse la question de l'autre mère qui a reçu un don d'ovocyte de cette même donneuse. Y a-t-il des enfants dans cette famille ? Combien ?

Le document de la clinique indique aussi que cette patiente et son mari ont quatre embryons congelés (fruit du sperme de son mari et de l'ovocyte de la donneuse) qui resteront à leur disposition pendant cinq ans. Au-delà, qu'en fait-on ? Rien n'est précisé. Mme F. ne compte pas se les faire transférer ; elle a passé l'âge, dit-elle. Cependant, ces questions la taraudent : elle redoute que son fils lui en veuille de l'avoir fait naître dans ces conditions. Questions ô combien compréhensibles sur fond de peur de l'inceste. Mme F. ne veut plus aller faire du tourisme dans ce pays paradisiaque qu'elle aime pourtant beaucoup, car elle a peur de rencontrer la donneuse bien qu'elle sache que, rationnellement, les risques sont imaginaires. À quoi bon articuler raisonnement et fantasme dans un domaine aussi peu balisé ? La porte est à l'évidence grande ouverte à l'imaginaire...

Sa fille, 8 ans, dit qu'elle voudrait parler à quelqu'un de tout ce qui s'est passé cette année. « De quoi ? demande sa mère. – J'ai changé de classe, ma meilleure amie a déménagé et... le petit frère est né », lui répond-elle. À l'évidence, c'est le dernier point le plus important. Sur ce, cette petite fille demande à sa mère si elle et son père ont mis autant de temps pour l'avoir que pour son frère ! Elle a vu en effet que sa mère subissait des piqûres – à cause d'une maladie, a-t-elle sans doute pensé –, qu'elle faisait de bizarres voyages à l'étranger, etc. Questions auxquelles les parents ont toujours répondu aussi bien que possible. N'empêche, on voit que l'AMP est aussi peu évidente pour les enfants que pour les grandes personnes ! C'est un magnifique exemple des théories sexuelles infantiles décrites par Freud.

Je reçois la conjointe d'un couple dans lequel le mari est quasi stérile. Or ce dernier – que j'ai vu une fois – refuse absolument le recours à l'IAD, ce que souhaiterait sa femme. Ils font ICSI sur ICSI depuis plusieurs mois avec des protocoles quasi expérimentaux : ils ont eu quelques embryons, mais de mauvaise qualité et qui ne s'implantent pas. Elle, jeune et parfaitement fertile, est désespérée, d'autant que son mari menace de se suicider. Elle pourra ainsi avoir des enfants avec quelqu'un d'autre ! lui dit-il. L'entourage prend cette menace très au sérieux, ce n'est pas du chantage. Le médecin fiviste leur a d'ailleurs annoncé qu'il arrêterait tout si le mari ne se faisait pas suivre psychologiquement et il leur a donné mon nom…

Quelque temps après, je revois ce jeune ingénieur, le front barré de rides profondes… Je suis un peu dubitative vu l'ampleur de la tâche er le faible investissement d'un travail psy par ce jeune homme. La seule issue possible, au moins de façon théorique, serait qu'il accepte l'IAD. J'ai habituellement une façon de procéder pour aider les pères infertiles à vivre la grossesse : elle est fondée sur ce que des psychiatres américains ont appelé l'*engrossment*[7], mais ce n'est pas le moment aujourd'hui. Il est dans un déni total et pense qu'avec des traitements sophistiqués pour sa femme et pour lui (il court les urologues de Paris), ça finira par marcher. Il m'explique qu'ils pourront peut-être avoir deux paires de jumeaux et me décrit l'aménagement de leur appartement après les naissances. L'anamnèse familiale paraît normale. Il a un frère et une sœur, tout le monde est au courant du problème. Cet homme associe totalement fertilité et virilité : sa femme me dit qu'ils n'ont plus de vie sexuelle puisque, pour lui, seule la médecine peut les sauver. Je ne suis pas encore sûre de le prendre en thérapie ; son souhait fondé sur un déni n'est pas de bon augure. Je vais les revoir ensemble avant de prendre une décision. Cependant, je suis un peu piégée, je peux difficilement les laisser tomber.

7. Cette expression américaine insiste sur l'importance de ce que ressent le « père enceint », ou père de la grossesse. J'ai développé ce type de travail dans *La Part du père*, Paris, Seuil, « Points Essais », 2004.

Son épouse est une jolie jeune femme. Heureusement qu'elle n'est pas tombée sous la coupe du fiviste André Hazout, actuellement jugé aux assises ! Il violait des patientes, jolies, en parcours d'AMP et dont le mari était absent lors des consultations. Je suis soulagée que son procès ait enfin lieu ; j'ai suivi trois de ses victimes il y a une dizaine d'années, dont la première, appelée Pénélope dans la presse. L'omerta du milieu médical a duré dix ans et il n'a été radié de l'Ordre des médecins qu'il y a trois ans. Il a même été décoré de la Légion d'honneur en 2009 ! Je l'avais souvent rencontré lors de congrès sur l'AMP et il m'inspirait une antipathie à la hauteur de ce que je savais déjà sur lui à l'époque.

Février

Dimanche : je vais prendre le pouls de la Manif pour tous, réplique de celle de l'année dernière contre la loi Taubira. J'aperçois les premières banderoles, à côté de celles des familles PME (papa/maman/enfant) : les « juifs hors de France » et « Taubira, guenon » ! Effarée, je bats en retraite pour ne pas être comptée… Il y avait des familles avec des bébés en poussette. Quelle éducation ! L'incitation à la haine dès 2 ans chez de bons cathos sans doute.

Je me replie sur la télé où défilent des porte-parole qui se gargarisent avec une bouillie d'acronymes mal compris assortis d'amalgames, comme « Non à la PMA et à la GPA ! ». Ils ignorent ou feignent d'ignorer que, primo, ni la loi sur le mariage ni le projet de loi sur la famille ne parlaient de PMA. Deuzio, la GPA n'était nullement à l'ordre du jour dans le texte qui devait être soumis au Parlement en février ou mars 2014. Tertio : PMA et GPA n'ont que peu à voir dans la réalité, la GPA étant seulement une des déclinaisons possibles, mais rare (2 % peut-être en France) de l'assistance à la procréation. En outre moins problématique que nombre de figures d'AMP où règnent l'opacité et le secret.

En matière d'acronymes, j'ai toujours récusé celui de GPA. Comme la clinique le montre clairement, dans la gestation pour autrui, il y a deux « vraies » mères, une mère gestatrice et une mère d'intention. L'expression « mère porteuse » est, de ce fait, la plus juste. Le terme anglais *surrogate mother* (mère de substitution) est en ce sens plus descriptif. Le soir, un journaliste de la télé s'embrouille et parle de « procréation mal assistée », ce qui en dit long sur le fait que les gens n'y comprennent rien. Du coup, ils voient le diable partout. L'archevêque de Lyon, interviewé, dit craindre que des amendements à la future loi sur la famille fassent passer « en douce » la PMA et la GPA ! Il est bien peu au courant de la vie parlementaire ; ce type d'amendement ne risquerait en aucun cas de passer clandestinement ! Le prélat affirme aussi que la société est malade d'institutionnaliser une filiation pour des milliers d'enfants sans père (je pense qu'il fait allusion à ceux des couples de femmes). Mais que pense-t-il des dizaines de milliers d'enfants qui sont lancés dans la vie avec des origines inconnues, dans les AMP avec dons anonymes de gamètes et d'embryons, un déni de justice voté par la loi depuis 1994 ? Que pense-t-il aussi de l'accouchement « sous X », où on gomme tout simplement l'existence des parents de naissance, les enfants étant censés être « nés de rien » ? Que pense-t-il enfin du statut des beaux-parents après un divorce des parents ? Des histoires qu'on trouve chez nombre de nos concitoyens hétérosexuels, y compris chez les catholiques. Il lui faudrait s'informer...

Dès le lendemain, François Hollande et son porte-voix annoncent que la loi sur la famille est tout simplement reportée aux calendes grecques. Les manifestants ont gagné. La loi se fait dans la rue. Un instant, je me dis qu'il est temps que la gauche passe et je sursaute en réalisant que c'est elle qui est au pouvoir ! Cet enterrement de la loi famille relève de la « procrastination ministériellement assistée », comme disait ironiquement un parlementaire.

Tant pis pour les dizaines de milliers d'adultes à la recherche de leur histoire détenue dans les placards des hôpitaux, tant pis pour les couples de femmes, tant pis pour les couples *straight* dont la femme a plus de 42 ans et qui devront continuer d'aller à l'étranger s'ils en ont les moyens. Et tant mieux pour les cliniques belges, espagnoles, tchèques qui continueront à s'enrichir sur le dos des malheureux Français. Tant mieux aussi pour la France réactionnaire ; les cathos peuvent rester entre eux, baiser tranquilles.

Une séance très émouvante me fait oublier ma colère. Il s'agit d'une patiente que je connais depuis dix ans. Elle vient, comme souvent, parler de ses trois embryons congelés qui sont conservés dans une clinique à l'étranger. Ce sont les frères et sœurs d'étuve, virtuels et réels à la fois, de ses jumeaux âgés de 6 ans, car conçus le même jour avec les mêmes gamètes, celles de son mari et d'une donneuse anonyme. Elle les considère comme ses enfants non seulement au plan génétique, mais aussi parce qu'elle et son mari se sentent complètement responsables de leur destin futur. Elle ne peut se résoudre à donner ces « enfants possibles » – expression très juste du philosophe américain Tristram Engelhardt, spécialiste de bioéthique[8]. Quant à les jeter, c'est aussi violent, me dit-elle. Si on pouvait imaginer une tombe ou l'équivalent symbolique où les parents pourraient se recueillir comme dans un cimetière (elle est scientifique et athée...). Nous parlons du rituel japonais où les parents déposent une petite lumière dans un cimetière spécial pour rappeler les IVG et les fausses couches (je l'avais constaté moi-même sur place il y a quelques années). Il faut savoir que l'IVG est un moyen de contraception très répandu au Japon, où la pilule n'est guère acceptée ; c'est aussi le cas du pays natal de cette patiente, me dit-elle.

Ce qui est très touchant aujourd'hui, c'est que, pour la première fois, elle me montre les photos de ses deux enfants, des photos d'école (je la reçois en face-à-face, ce n'est pas une analyse), et je constate à quel point ils sont exceptionnellement beaux. Bien que jumeaux, ils ne se ressemblent pas du tout : son fils ressemble à son père, me dit-elle, sa fille à la donneuse, probablement. Me montrer ces clichés est loin d'être du narcissisme :

8. J'ai développé ces questions dans *Famille à tout prix,* Paris, Seuil, 2008.

je comprends que c'est pour me dire à quel point il est difficile de « jeter » ou de « donner » les trois autres. Je suis en empathie avec elle. Qu'aurais-je fait à sa place ? Je n'en sais rien.

Quels dilemmes créés de toutes pièces par la médecine et par la loi ! Sous couvert d'efficacité, on cherche à féconder le plus possible d'embryons pour « avoir de la réserve » si le transfert ne marche pas du premier coup. Oui, mais s'il marche et aboutit à la naissance de jumeaux chez une mère qui n'est en général plus très jeune ? À l'évidence, le législateur a court-circuité les problèmes philosophiques et les dégâts collatéraux afférents. Selon certaines lois cependant, dont les lois suédoise et suisse, on ne transfère que des embryons frais et on refuse la congélation. Je constate en tout cas que quasiment tous mes patients en FIV sont confrontés à ce dilemme : donner leurs embryons à des inconnus ou les détruire s'ils n'en ont plus l'usage. Et tous, même les athées, même les scientifiques, éprouvent une forte angoisse au moment de prendre leur décision et ont de ce fait tendance à procrastiner.

Nouvelle accusation qui concerne Woody Allen. On se souvient qu'il avait été accusé d'inceste en épousant sa fille (une jeune adulte coréenne) qu'il avait adoptée avec Mia Farrow. Au terme d'un procès houleux et médiatique, il avait été blanchi, ses avocats ayant soutenu qu'elle n'était pas sa « vraie fille » puisqu'il l'avait adoptée. Cette relation n'était par conséquent pas incestueuse selon la conception euro-américaine de la parenté. Françoise Héritier avait, à l'inverse, analysé cette histoire selon sa théorie de l'inceste du deuxième type : Woody Allen, en couchant avec ces deux femmes, les aurait fait en quelque sorte coucher entre elles, sa semence se retrouvant dans des corps apparentés (ici, la mère et la fille). Maintenant, l'accusation est pire : une fille plus jeune du couple, 8 ans à l'époque, accuse son père d'attouchements et de viols. Là, ce serait de l'inceste du premier type – père/fille – et de la pédophilie si la plainte était jugée recevable. Conclusion : faut-il se méfier des hommes à l'air de chiens battus ? Dans un texte célèbre de 1972, Georges Devereux avait pour sa part montré que deux hommes qui ont une relation sexuelle avec la même femme (par exemple, un homme et son meilleur ami) ont en réalité une relation homosexuelle inconsciente entre eux. Remarque que j'ai faite moi-même comme nombre de psys. C'est un thème classique aussi dans des romans, comme *La Récompense d'une mère* d'Edith Wharton. C'est cependant moins évident entre deux femmes, surtout entre une fille et sa mère, comme dans la première affaire Woody Allen.

Mes principaux problèmes dans la vie se situent désormais à gauche.

Mon cerveau gauche ne m'ennuie guère sauf en termes de fragilité (il ne faut pas que je prenne une balle de golf dans la tête, par exemple).

En revanche, ma rotule gauche me tracasse beaucoup plus en termes de mobilité ; le chirurgien qui m'a opérée et l'a vue *in situ* m'a dit qu'elle était foutue ; je lui ai fait remarquer que ce n'était pas empathique de sa part, ce dont il a convenu. Je me console en faisant une collection de rotules de divers animaux dont je suis très fière : la plus belle est celle d'un chameau sculptée par un artisan marocain et achetée dans les souks d'Assouan. J'en ai aussi une de chèvre – un dessin dont on m'a fait cadeau – qui n'est pas mal non plus. Je rêve d'une rotule humaine, mais c'est un peu trop transgressif et, depuis les incinérations, on en trouve moins.

Mon vote enfin n'est plus à gauche. Ça m'ennuie beaucoup car, depuis que je vote, il était rouge ou rose ! Je ne sais quelle couleur lui donner à l'avenir. Sûrement pas bleu marine. Vert peut-être ? Blanc probablement. Nul, ce ne serait pas mal non plus, sauf si un individu mal intentionné y voyait une métonymie et prenait la partie (moi) pour le tout (mon bulletin).

Après cet exercice d'hygiène intellectuelle sur mes points faibles et un déjeuner avec l'un de mes enfants qui travaille dans le quartier, je peux reprendre mon écoute. Cette remise à niveau m'a fait du bien.

Une patiente qui vit avec une femme et qui a un enfant me dit qu'elle hésite à se marier. Tout le monde le lui conseille afin de donner une filiation à son enfant en l'adoptant (elle n'est pas la mère de naissance). Mais si elle se mariait, elle aurait l'impression, dit-elle, de devenir moutonnière alors qu'elle assume parfaitement sa situation actuelle. Elle récuse cette norme petite-bourgeoise. Elle dit qu'en 2017, la (future probable) majorité aura vite fait d'abolir le mariage gay et qu'il y aura alors dans la société un groupe d'une dizaine de milliers de couples homos qui auront été mariés pendant une courte période de l'histoire en France. Ça fera une nouvelle future population stigmatisée, ainsi que leurs enfants. Elle plaide pour un concubinage assumé et clair. Des propos lucides et courageux qu'on entend rarement. Peut-être a-t-elle lu ce qu'écrit Marie-Josèphe Bonnet dans *Adieu les rebelles !*.

Que faire quand on se prénomme Geneviève ?

Je reçois ma facture EDF et souris quand je revois ce papier à en-tête adressé à « Jeunevieille de Parseval ». Ce n'est pas une blague… À l'ouverture du compte il y a deux ans, j'ai eu une longue et pénible conversation au téléphone avec l'employée, qui ne comprenait pas mon prénom malgré mes multiples façons de l'épeler. Après ce long entretien, je pensais le problème résolu, mais non… Sur le moment, j'étais plutôt furieuse et m'apprêtais à écrire une lettre salée, mais en y réfléchissant, ça m'a beaucoup amusée et je me suis dit que l'inconscient de la dame d'EDF était assez juste et même plutôt sympathique : je me ressens, de fait, jeune et vieille ! Ces factures sont de vrais trophées, je les montre fièrement. Seule ma gardienne tique en voyant l'enveloppe à fenêtre.

Il n'empêche que s'appeler Geneviève de nos jours est une vraie croix. Je ne peux m'empêcher d'évoquer des démêlés équivalents avec Orange. Je tombe sur un jeune homme et je me tue à épeler mon prénom qu'il ne comprend pas. Le ton monte et je m'énerve quand, soudain, il a une illumination et me dit : « Est-ce que c'est comme Geneviève Lethu ? » (marque de vaisselle pour qui l'ignorerait). J'acquiesce, soulagée, et il enchaîne, soulagé lui aussi et d'un coup plus respectueux : « Vous la connaissez, c'est quelqu'un de votre famille ? » Là, mon cœur d'ethnologue bondit de joie et j'ai du mal à garder mon sérieux. Il a en somme considéré que Geneviève était le nom d'une sorte de clan…

Il n'avait pas tout à fait tort, d'ailleurs : quand j'étais à l'école, c'était le prénom le plus répandu (nous étions cinq dans ma classe). Les Parisiens cathos nommaient volontiers leurs filles nées pendant la guerre du nom de la sainte patronne de Paris censée protéger la capitale (ça a marché d'ailleurs, la ville n'a pas été détruite). Les frères de mes amies s'appelaient souvent Philippe (pas le mien heureusement !). Les parents ne se rendent pas compte de la valence (ambivalence) du choix des prénoms à la naissance : combien de Victoire chez les bébés FIV ! Combien de Sylvie (« s'il vit ») après une mort d'enfant !

Puis vient en séance une patiente qui m'a envoyé par Internet une photo d'enfant d'elle et de son frère enfants (elle, à l'âge de 6 ans, son frère à 4 ans). Je n'aurais pas dû m'en servir, mais c'était tentant dans le cadre de notre travail sur le deuil (son père est mort très jeune, quelques mois avant l'époque de la photo).

Pour une fois, ma double casquette de psy et d'anthropologue m'a desservie, j'en parle ici, fidèle à ma consigne de tout raconter, y compris mes erreurs. J'ai été happée par l'un de mes dadas, la question des ressemblances, classique os à ronger des anthropologues.

Cette photo a été transmise par sa mère à ma patiente, sa seule fille qui n'a pas d'enfant, non à son fils qui en a. Sa mère a souligné la ressemblance entre son mari, son fils et le fils de ce dernier. Sa fille, ma patiente, lui a suggéré d'en parler à son frère plutôt qu'à elle. En réalité, elle a été blessée que ce jeu des ressemblances la court-circuite totalement, comme si elle-même ne pouvait pas ressembler à son père, comme si elle était hors jeu parce qu'elle n'a pas d'enfant, alors que la famille, oncles et tantes, lui disent tous – sauf sa mère – qu'elle ressemble à son père !

Sur ce, j'ai probablement dit quelque chose qu'elle a pris comme une défense de sa mère, des propos dans lesquels j'ai pu suggérer qu'ayant perdu son mari jeune, sa mère était émue de retrouver quelque chose de ce dernier dans son fils et petits-fils. Ma patiente a remâché ce reproche *via* de longs silences durant de longues séances, puis, pour finir, elle m'a balancé qu'évidemment, étant mère et grand-mère moi-même, je me plaçais du côté de sa mère, c'est-à-dire que je la court-circuitais à mon tour. À mon insu, j'avais pris sa mère sur mon divan… J'ai assumé cette erreur devant elle et avec elle. Cette photo – très émouvante – et cet incident demeurent dans mon for intérieur, *alias* mon inconscient. J'ai fait des rêves sur ce thème. Depuis, le travail a bien avancé avec cette patiente qui a peut-être réalisé dans le transfert que je n'étais pas mieux que sa mère.

Mon nouveau quartier.

Après avoir vécu toute ma vie dans le triangle VIe-VIIe, j'ai déménagé dans un quartier un peu moins chic, je n'irai pas jusqu'à dire populaire ! J'y découvre pas mal d'avantages, notamment le fait d'avoir pour voisins d'immeuble un couple de bouchers fort sympathiques. Ils sont angevins et leurs poulets sont de vrais poulets fermiers, leurs agneaux viennent du Poitou-Charentes, leurs veaux ont été élevés sous la mère et leur bœuf est du vrai Parthenay. Ils m'ont expliqué tout ça lors d'un apéritif : je les ai écoutés en prenant des notes, retrouvant mon oreille d'ethnographe. Je trouve des bénéfices secondaires à ce voisinage : quand je suis pressée, je leur téléphone entre deux patients et, en rentrant déjeuner chez eux, ils déposent devant ma porte une délicieuse cuisse de poulet bien chaud, emballée discrètement, on dirait un livre. Situation proprement inimaginable dans mes habitations précédentes situées à une distance d'un ou deux kilomètres tout au plus. Je découvre en outre que les gens se parlent dans l'ascenseur ou sur le palier, alors que, « là-bas », on pouvait – sauf cas particuliers – passer des années en se bornant à se saluer. Un autre monde, sans aucun doute.

Inimaginable aussi la situation suivante que je certifie vraie. Je fais une conférence. Une de trop, je m'ennuie un peu en m'écoutant parler… Par paresse, je lis un de mes textes en le parsemant de commentaires. À la pause-café, quelqu'un m'apostrophe rudement et me reproche d'avoir lu le texte de quelqu'un d'autre… en somme d'avoir pompé ! Comme je me sentais vaguement coupable d'avoir lu, je réponds mollement : « Vous avez raison. Je n'aurais pas dû lire. » Et j'en renverse mon café sur mon pull car il me dit : « Surtout que ce n'était pas de vous ! L'auteur de ce livre s'exprime nettement mieux. » Amusée cette fois, je dis, souriante (et naïve !) : « Désolée, c'est bel et bien de moi. » Fureur du monsieur : « L'auteur, c'est pas vous, c'est Daisy de Parseval ! Votre belle-sœur, je crois. » Ébranlée tout de même, je feuillette mentalement mes quatre belles-sœurs qui n'ont rien à voir avec le sujet. Et je me souviens tout d'un coup d'un journaliste qui, dans une émission de télé grand public, m'avait appelée Daisy de Parseval, opérant une belle condensation entre mon prénom et mon nom dit de jeune fille, Delaisi. Je n'insiste pas mais, pendant la deuxième partie, je voyais le regard noir du sieur en question. Du coup, j'ai lu tranquillement le reste de mon papier. Je ferai mieux la prochaine fois, mais cette histoire m'a troublée (on se sent toujours coupable de quelque chose...).

Le lendemain, ma (petite) blessure narcissique est oubliée à la faveur d'un pot de confiture d'oranges amères préparée par mon patient ingénieur qui est en fin d'analyse. Il attaque par une séquence humoristique sur ses MPR, dit-il, c'est-à-dire ses Méga Problèmes de Riches ! Puis, d'une voix un peu différente, il vire à une évocation des contes des *Mille et Une Nuits* où, chaque soir, Shéhérazade racontait à son sultan de mari une histoire dont la suite était reportée au lendemain. Le sultan qui projetait de la tuer en raison de son infidélité supposée reportait alors l'exécution de jour en jour afin de connaître la suite du récit. C'est ainsi que peu à peu elle regagna sa confiance et que finalement, au bout de mille et une nuits, il renonça à la faire exécuter.

Mon patient plaide alors pour une courte poursuite de notre travail à la faveur d'un rebondissement qui s'est produit dans son histoire et qui, peut-être, dit-il, devrait permettre d'en différer un peu la fin. J'écoute donc le rebondissement de l'histoire.

C'est le suivant : après des années d'analyse, il vient juste de ranger dans son grenier les tableaux de ses deux oncles morts à la guerre, ce qui signe et signifie ce travail de deuil et celui d'autres aussi (son père, son frère). Et voilà qu'une dame peintre qui lui est recommandée prend contact avec lui et le supplie de les lui prêter pour une exposition qu'elle organise au printemps autour de l'auteur de ces tableaux, un peintre assez connu qui avait une spécialité : faire le portrait des soldats avant leur mort, mais aussi ensuite, d'après photos. Il y avait un engouement après la guerre de 1914-1918 pour ce genre d'exercice. Mon patient possède les deux types de tableaux, c'est-à-dire qu'il en a quatre, ce qui met en transe l'organisatrice de l'expo. Il hésite car ça veut dire exhumer ces portraits du grenier, dans tous les sens du terme. Il a d'abord refusé, mais je comprends qu'il pense accepter. Pour plusieurs raisons, la principale étant la réunion publique, *via* l'exposition, de ces deux frères, ses oncles. Cela lui fait penser que, peut-être, il pourrait lui aussi organiser une réunion après sa mort de lui-même et de son frère, décédé il y a quarante ans. Ils seraient enterrés côte à côte. Réunir les paires, une partie obscure de son histoire émerge à nouveau. Nous estimons, lui comme moi, les prolongations acceptables… Il termine en me disant qu'il est allé il y a deux jours assister à l'incinération d'une vieille tante et que, pour détendre l'atmosphère, il a évoqué le souvenir de « Tata Kréma », ce qui a été moyennement apprécié par la famille. Humour macabre destiné à me faire rire. Ce sens de l'humour partagé – tentative de séduction – a déjà été interprété…

Je reçois une demande de rendez-vous de la mère d'un enfant âgé de 6 ans qui a eu recours à un don d'ovocyte pour un deuxième enfant : la FIV a marché, mais cette personne me dit s'être retrouvée après le transfert dans un état psychique si grave, d'une gravité inquiétante pour sa vie, qu'elle a dû faire une IVG. Elle déplore de n'avoir trouvé ni aide ni soutien, pas plus en Espagne qu'en France, rien que des jugements du type : « Il faudrait savoir ce que vous voulez. » Avec une grande perspicacité, elle m'explique que c'est le don anonyme qui l'a angoissée au plus haut point. Un don anonyme, c'est un don de tout le monde et de personne en même temps, dit-elle, comme si elle était « enceinte de personne », vécu très dépersonnalisant. Au contraire, si, ajoute-t-elle, elle avait pu disposer d'éléments identifiants sur la donneuse (pas le nom, mais l'âge, le nombre d'enfants, les motivations, l'origine géographique, les Ukrainiennes étant nombreuses à donner en Espagne), elle aurait pu se la représenter, se sentir solidaire d'elle, la remercier dans sa tête, en parler plus tard à son enfant. Propos que j'ai souvent entendus dans les PMA avec dons de gamètes.

De fait, ces situations sont très complexes et, ici plus que jamais, ce n'est que dans l'après-coup qu'on peut connaître vraiment son désir. On peut ainsi consciemment accepter le don d'ovocyte et éprouver un sentiment de panique quand on a en soi un embryon qu'on ressent comme un étranger. Surtout quand il n'y a eu aucun travail psychique possible sur cette expérience hors norme, véritablement déréalisante. Elle le pourra désormais.

Ce soir, j'ai une séance difficile avec une patiente qui, après quatre transferts, a vécu de nouveau une FIV qui n'a pas marché. Il lui reste encore douze embryons congelés… Comble du paradoxe : ce couple est particulièrement fertile puisqu'ils en ont eu en tout vingt-cinq (une « armée », m'avait dit son mari). Or ce ne sont pour l'instant que des « enfants » virtuels, ou possibles. Espérons que l'un d'eux deviendra réel. En attendant, je leur propose de réfléchir au devenir des « autres », qu'ils ne pourront pas, de toute façon, tous « accueillir. » C'est une manière de les inviter à fantasmer autre chose que l'échec. Et de remettre la réflexion au cœur du couple, en déchargeant la femme qui se sent seule coupable, forcément coupable.

Cela s'avère intéressant : le futur père se dit favorable au don, tandis que la future mère aurait tendance, elle, à repousser la conservation le plus longtemps possible, quitte à ce que les embryons soient détruits *in fine*, presque à son insu. Ce point de vue opposé sur ce sujet entre les hommes et les femmes est assez fréquent. Est-ce parce que les hommes n'ont pas eu l'embryon en eux ? Peut-être, mais il ne s'agit que du cas par cas, comme toujours…

Fin de journée très triste. Une patiente qui a fait de multiples FIV et se réjouissait d'une grossesse enfin obtenue vient d'apprendre une mauvaise nouvelle : le bébé a un risque de trisomie. Un choc. Il existe heureusement un diagnostic récent qui permet de faire des calculs de probabilité plus fins afin d'intervenir plus tôt dans la grossesse si les parents le jugent nécessaires.

Est-ce l'effet FIV ? Ou plutôt l'effet âge induit par la FIV ? De plus en plus de femmes font en effet des tentatives de plus en plus tardives alors que les risques génétiques sont importants car leurs ovocytes sont « âgés ». En ce sens, l'autoconservation des ovocytes (loi votée mais encore sans décret d'application) devrait permettre à certaines femmes de conserver leurs ovocytes quand elles sont jeunes (à 30 ans par exemple) et de tenter une FIV à 40 ans. Il ne faut pas non plus oublier l'effet loterie qu'est celui de la FIV : on n'est jamais sûr que ça va marcher. Et les grossesses tardives ne vont pas sans risques obstétricaux. Le progrès scientifique est ambivalent, comme toujours.

Après plusieurs FIV infructueuses à l'étranger avec ses ovocytes, une patiente célibataire avait envisagé de recourir à un double don de gamètes en République tchèque. Allant sur place, elle a appris que la clinique faisait des prix (la moitié moins, c'est-à-dire quatre mille euros environ) pour les patients qui, au lieu de demander la fécondation d'un embryon pour eux, acceptaient d'accueillir un ou deux embryons congelés – la clinique en avait un grand nombre en stock. Cela risque de décider cette patiente, pour des raisons financières ; ce choix par défaut n'a pas l'air de lui poser plus de problème que ça. Elle ne me répète que ce qu'elle veut, c'est un enfant qu'elle portera et dont elle sera la mère aux yeux de la loi (*mater semper certa est*). Je suis très mal à l'aise avec ces histoires de marchandage. Je pense d'ailleurs qu'il en va de même pour cette patiente, mais, pour elle, c'est le principe de réalité qui prime.

Quant à moi, je suis attentive à des considérations moins éthiques qu'anthropologiques (don/contre-don) qui concernent les donneurs de gamètes et d'embryons, mais je m'interroge aussi sur le vécu de l'enfant qui – même si l'AMP est moins onéreuse que l'adoption (*cf.* les tarifs des intermédiaires, les dons aux orphelinats, etc.) – saura tout de même que de l'argent a circulé autour de sa conception. De toute façon, aucune loi ne résiste ni ne résistera à l'irrépressible désir d'enfant de nos contemporains, quel qu'en soit le prix. Si j'étais législateur, je jugerais plus utile de l'encadrer ; après tout, ces enfants financeront nos retraites !

Séance – justement – avec une patiente qui s'apprête à recevoir un don d'ovocyte dans une clinique espagnole réputée à laquelle l'a adressée son fiviste parisien. Elle est revenue effarée par les tarifs de la clinique : huit mille euros ! Elle le dit à son médecin : celui-ci téléphone à ladite clinique qui lui propose aussi sec un tarif moitié moins élevé ! Les patients paient cher l'indifférence du législateur français qui a rendu légal le don d'ovocyte en le rendant en même temps impossible en pratique faute de donneuses (il y a des années d'attente !). Les Espagnols dédommagent, eux, ces jeunes femmes, un *pretium doloris* assez équitable vu et le risque du protocole de stimulation ovarienne et la douleur de la ponction.

J'apprends qu'une clinique espagnole submergée par les demandes de couples étrangers a adopté un « protocole anti-inceste »... Une même donneuse d'ovocytes ne peut pas être à l'origine de plus de six enfants par pays (en un temps donné, je suppose). Un couple qui me consulte est soulagé : ils étaient le sixième couple français... Je me demande si toutes les cliniques étrangères limitent le nombre de dons par donneuse (j'ai des doutes sur de nombreux pays).

Nous parlons entre amis de la conjointe d'un couple célèbre qui a eu un deuxième enfant avec un don d'ovocyte. Pour eux, il n'était pas question d'avoir recours à un don anonyme, comme le stipulent toutes les lois du monde sur l'AMP ! Une donneuse d'ovocyte non anonyme a donc été recherchée. Il semble que le meilleur choix se soit porté sur la sœur de la mère et que « ça » ait marché (la FIV et le don ont évidemment eu lieu à l'étranger).

Qu'aurais-je dit s'ils m'avaient consultée (un cas analogue, avec des patients moins célèbres toutefois, s'était présenté à moi il y a une dizaine années) ? J'aurais probablement mis en garde ce couple sur le fait que la sœur choisie soit ou non déjà mère était un élément à prendre en compte. Sinon, les cartes de la parenté risquaient d'être brouillées : être mère génétique et tante à la fois n'est pas simple. C'est d'ailleurs ce que j'avais dit à mes anciens patients : en l'occurrence, la sœur qui avait été sollicitée par eux, plus jeune, avait déjà deux enfants. Leur histoire, à ma connaissance, s'est bien passée.

Dans le cas du couple célèbre, la sœur n'avait pas d'enfant « génétique », mais chacun a son propre système de valeurs et on a le droit de privilégier les liens du sang. Après tout, c'est une sorte de lévirat entre sœurs : dans le lévirat, c'est le frère du père qui peut lui suppléer dans certains cas ; ici, c'est la sœur de la mère, ce qui n'est pas exceptionnel dans l'histoire de la parenté.

Mars

C'est la révolution ukrainienne. Certaines de mes patientes évoquent Ioulia Tymochenko, icône féminine martyre. Je suis sidérée et admirative par la façon dont elle s'est construit une image de paysanne ukrainienne du XIXe siècle avec sa grande natte, ce que plus personne ne porte depuis un siècle, alors qu'auparavant, elle était brune, avait les cheveux courts et travaillait dans la finance ! Ce n'est pas moi qui le dis, c'est Hélène Carrère d'Encausse. C'est très intéressant en termes de représentation : I. T. incarne ainsi l'idole du passé ukrainien. Évidemment, en brune, avec une coupe courte et en banquière par-dessus le marché, « ça ne le faisait pas ». Beau travail de communication en tout cas. Gageons qu'elle a dû foncer chez le coiffeur en sortant de prison ou alors elle avait sa perruque toute prête ! Lors d'un voyage en Ukraine en 2008, puis en Crimée pour voir la maison de Tchekhov, j'ai posé à notre guide-interprète la question de la chevelure d'I. T. Gêné, il avait botté en touche.

Un nouveau membre de la tribu des infertiles me consulte, pour une seule séance je pense, car elle est suivie en thérapie et je ne veux pas faire doublon. Cette jolie *career woman* de 42 ans vient me voir car je suis, dit-elle, spécialiste des embryons congelés, ce qui n'est pas sans me réchauffer le cœur. Il se trouve qu'elle a quatre embryons en réserve dans les congélateurs de deux hôpitaux différents, un hôpital en France, l'autre en Espagne. Elle n'a toujours pas d'enfant malgré de nombreuses FIV. Les deux premiers embryons ont été conçus avec son premier mari dont elle a divorcé après un long parcours d'AMP. Les embryons restants seront détruits (ou donnés ?) puisqu'il n'y a plus de couple pour décider de leur sort (c'est la loi française).

Ces seconds embryons ont été conçus avec les gamètes de son deuxième mari et ceux d'une donneuse anonyme. Le couple ne va pas bien après ce difficile parcours d'AMP scandé en plus par des fausses couches. Cette personne hésite beaucoup avant de se faire transférer les embryons restants qu'elle ne ressent pas comme les siens comparés aux premiers conçus avec ses ovocytes. Son mari reste neutre (« décide ce que tu veux »). Leurs conflits et leurs histoires antérieures compliquent encore les choses.

La dimension douloureuse tient au fait que cette mère n'a pas fait le deuil des premiers embryons – les siens – qu'elle a dû abandonner en raison de son divorce (à l'époque, encore jeune, elle pensait avoir des enfants avec un autre homme). La loi engendre de terribles choix de Sophie ! Cette patiente me dit en partant qu'elle a tiré de notre entretien l'envie de se faire transférer les embryons conçus avec les gamètes de son mari et celles d'une donneuse anonyme. Je ne pense pas avoir suggéré cela – mon inconscient peut-être ? –, mais elle est de toute façon en thérapie et pourra élaborer ce tissu réel/imaginaire avec sa thérapeute.

La pédiatre de mes enfants est morte ; c'était un personnage familier chez nous pendant des décennies, d'otites en angines, en passant par les consultations pour mesurer, peser. Je repense au champagne qu'elle venait boire à la maternité à chaque naissance. Avec elle, un pan de ma vie de mère s'en va, je vieillis d'un coup ; c'est à elle que j'ai envie d'envoyer des condoléances. C'est idiot, mais mourir, c'est idiot. Qu'est-ce qu'une non-mère ? Une mère sans pédiatre.

En vacances dans le Roussillon, j'ai toujours en tête mon « petit vélo » : la maternité, ses œuvres, ses variantes et ses vicissitudes. Dans un petit village, Elne, à côté d'une belle église romane, j'aperçois une petite statue de femme en bronze qui jouxte un modeste monument aux morts. En m'approchant, je vois que c'est un Maillol (il était natif de Banyuls, ville proche). D'habitude, ce sont des poilus qui trônent sur ces monuments, parfois dans les bras d'une mère ou d'une épouse éplorée. Ici, le contraste est saisissant : cette femme est jeune, belle et seule. Après avoir interrogé Mr Google, je comprends que c'est une originalité de Maillol d'avoir sculpté des monuments aux morts pacifistes sous l'égide des femmesmèresépousesfilles. Idée très forte, car qui a le plus souffert des guerres ? Pas les morts puisqu'ils sont morts, mais les femmes. Tous les monuments aux morts devraient être dédiés à la maternité, à toutes ces femmes qui ont vu partir leurs hommes à la boucherie.

À mon retour, je trouve des e-mails de patientes ou d'anciennes patientes homosexuelles en couple avec des enfants, effrayées et scandalisées par le jugement du procureur de Marseille qui vient d'interdire l'adoption de l'enfant du conjoint dans un couple de femmes – ou d'hommes – mariés. Alors que l'intérêt de la loi sur le mariage pour tous était surtout d'assurer aux enfants de couples homos une filiation stable et pérenne. Offrant notamment la possibilité à la compagne d'adopter l'enfant de sa femme dans les cas où il n'y a pas de père, à la suite d'inséminations avec un donneur à l'étranger principalement, mais aussi dans le cas d'adoption par des célibataires (adoptions que la loi permet depuis 1966). Car le mariage pour le seul mariage, presque tout le monde s'en fiche, rappelons-le ! Homos comme hétéros…

Certes, le Parquet (qui représente l'État) ne parle pas d'une seule voix et à Paris un tel jugement n'aurait sans doute pas eu lieu. On peut espérer que la Chancellerie va donner des directives d'application de la loi qui, pour l'instant, laisse visiblement de la place à l'interprétation : ce n'est plus la Torah, c'est le Talmud… Et nos talmudistes d'État semblent, dans leur exégèse, avoir un certain penchant pour l'homophobie. Mme Taubira, qui avait bien voulu me consulter en novembre 2012 (avant le vote de la loi), m'avait prévenue : l'adoption de l'enfant du conjoint ne sera en rien automatique, elle dépendra du juge… Je me suis rendu compte depuis que les couples homos qui se marient dans ce but risquent de déchanter. Espérons qu'une décision aussi grave ne dépendra pas de la seule mentalité d'un juge. En appel, il y a trois juges, ce qui tempérera les choses. Encore faudra-t-il aller en appel…

Séance de fin de thérapie qui a duré un an environ avec une patiente qui arrive aujourd'hui, affichant un sourire de bonheur, avec un petit cadeau : un carnet avec crayon et gomme, « car vous écrivez sûrement », dit-elle. Au début, j'appelais intérieurement cette charmante mère de famille LMV (lundi/mercredi/vendredi) parce que son mari l'obligeait à remplir son « devoir conjugal » ces trois jours-là, ce, depuis vingt ans. Ce n'était pas trop long heureusement ! ajoutait-elle. Il disait que ça l'aidait à dormir, mais elle n'en pouvait plus de cette relation et attendait que leurs enfants aient l'âge adulte pour partir. Depuis un an, elle a rencontré une femme avec laquelle elle a noué des liens de plus en plus en forts. Grâce à la thérapie, dit-elle, elle est arrivée à divorcer rapidement, s'est acheté un appartement dans lequel elle a prévu une chambre pour ses deux fils. Son amie, mariée elle aussi, conserve pour l'instant son domicile en raison de son fils. Le mari de cette dernière accepte ses liaisons homos, car lui aussi… Quant à l'ex-mari de ma patiente, il semble, dit-elle, avoir trouvé quelqu'un pour remplir cette fonction sexuelle essentielle. Va-t-il continuer sur le mode LMV ? Ou changer de jour ?

Rendez-vous avec un très ancien patient (il y a vingt-six ans à peu près qu'il est venu pour la première fois !), accompagné cette fois du fils que son épouse et lui ont adopté au Chili, jeune homme âgé de 24 ans aujourd'hui. J'avais suivi ce couple pendant leur parcours d'IAD lié à l'infertilité du mari. Les inséminations avaient échoué et ils avaient adopté deux bébés au Chili, dont ce fils, grand prématuré à l'époque, presque mourant. Aujourd'hui, c'est un colosse comme sorti d'un film de kung-fu. Ses biceps sont du genre de ceux de Nadal !

Je retrouve avec plaisir ce couple. Le père, doué d'une grande finesse d'analyse, a géré les *acting out* de ce jeune homme – c'est peut-être plus facile pour le père ? – qui a « explosé la tête » de très nombreuses personnes, surtout le samedi soir après avoir bu pas mal de whisky ; ce depuis l'âge de 11 ans, disent père et fils d'une seule voix. Le père est un haut fonctionnaire distingué qui s'exprime d'une voix douce, ce qui rend le contraste saisissant entre père et fils, ne serait-ce qu'au niveau du look. Père et fils semblent néanmoins se comprendre très bien : après avoir laissé son fils raconter de manière fleurie les nombreux épisodes de sa vie mouvementée, le père (la mère n'est pas présente à cette consultation) place tout de suite le sujet sur le terrain de la répétition possible entre son histoire et celle de son fils, répétition qui ne se situe évidemment pas dans la réalité mais dans l'intrapsychique (le vécu de l'infertilité du père). Il y a de l'illégitimité dans l'air. Ça me rappelle ce que disait un adulte conçu par IAD : « Je suis un imposteur, un usurpateur. » Peut-être père et fils ont-ils le même sentiment tous les deux d'être illégitimes, l'un comme père, l'autre comme fils ? Quant au jeune homme, il m'explique calmement qu'il se bat et qu'il boit car il ne sait pas qui il est. Il est allé au Chili, mais n'a rien trouvé sur ses origines.

Des sujets remarquables, l'un comme l'autre. Du pain sur la planche en tout cas. Je vais les adresser (avec la mère et la fille) à une consultation de thérapie familiale. Et le fils à un collègue psychiatre car un traitement chimique l'aiderait peut-être avant d'entamer la psychothérapie qu'il me demande.

Dommage qu'on n'ait pas en français de *how do you do ?*, à l'instar des Britanniques, en guise de bonjour. Question à laquelle on répond ; *how do you do ?*, avant de passer à autre chose. En français, la réponse à : comment ça va ? donne lieu, elle, à des tas de détails sur la santé de l'interlocuteur dont on se dispenserait, surtout quand l'autre vieillit. Moi-même, je tombe dans le piège ; je me mets à parler de mon genou, ce qui ennuie les autres, et moi itou, surtout que je subis déjà la double peine : en souffrir d'une part, moins voir mes petits-enfants de l'autre.

L'un des nombreux avantages de la « conversation analytique » est précisément de ne pas avoir à passer par cette question oiseuse : on est d'emblée dans l'intrapsychique – silence, récit d'un rêve, association d'idées sur un événement de la vie quotidienne, agressivité vis-à-vis de l'analyste, etc.

Un vieux film de 1967 sur Arte, très bienvenu dans le contexte actuel de racisme rampant : *Devine qui vient dîner…*, de Stanley Kramer. La traduction française évoque une comédie de boulevard, mais c'est tout sauf ça.

Le couple (idéal) des parents formé par Katharine Hepburn et Spencer Tracy, ainsi que Sydney Poitier, en gendre possible mais pas idéal car « négro », sont de sublimes compositions d'acteurs ; il y a également des dialogues d'anthologie qui pourraient figurer dans les livres scolaires pour expliquer les racines viscérales du racisme. Tout sonne juste dans ce film. On pourrait remplacer presque mot pour mot ce qui touche à la pigmentation de la peau par l'orientation sexuelle. Dit autrement : être noir serait l'équivalent d'être homo. Le scénario deviendrait alors le suivant : le fils d'un couple de grandsbourgeoisdegaucheathées présente son ami, un jeune homme tout ce qu'il y a de bien, archidiplômé, et leur annonce qu'ils vont se marier (ou avoir un enfant), en supposant qu'il n'y aura aucun problème étant donné l'éducation qu'il a reçue et les parents qu'il a. Or il y a problème… Ce que confirment, en termes contemporains, plusieurs des histoires racontées dans ce livre.

Un film qui ne vieillit pas… malheureusement.

Une journaliste me rappelle que je suis « en boîte » ce soir dans une émission sur Chérie 25 nommée *Sans tabou*. Je vois dans le programme que, juste après, sur cette même chaîne, il y a *Ma vie sans soutif* ! Suis un peu inquiète, d'autant que je ne sais plus du tout ce que j'ai pu raconter, c'était il y a un an… L'émission est de grande qualité (je ne parle quasiment pas, ouf !) : elle porte sur le don d'ovocytes, en Espagne principalement, et sur la question de leur congélation. L'interview d'une collègue et de moi-même a lieu sur ma terrasse, ce qui me fait plaisir. Et ce sont des parents lambda qu'on entend à 99 %, pas seulement des spécialistes. Ce qui est plus percutant.

On lit partout que la qualité du sperme baisse, surtout dans les régions agricoles (pesticides, etc.). Comment font les Françaises qui procréent davantage que dans tous les pays d'Europe ? Je pense à l'écho de cette info sur mes patients.

Avril

Je fais mon IRM bisannuelle du cerveau. L'attente est longue avant la consultation : il faut prendre un ticket comme partout. Je pense à ce que mes patientes me racontent de ce type d'attente à l'hôpital au milieu de femmes enceintes. Moi, ça va, je me sens un peu touriste ici. J'appréhende de moins de moins l'épreuve du tunnel. L'un des bruits me plaît même, parce que je sais qu'il annonce la fin : quelques secondes de silence de mort suivies d'un toc-toc-toc effrayant, à la manière du loup qui frappe à la porte de la maison des *Trois Petits Cochons,* histoire que j'ai racontée hier à mon petit-fils. Puis, la « bête » se déchaîne comme un marteau-piqueur, un TGV quittant la gare ou un ouragan fracassant la digue, le tout pendant cinq minutes. Et c'est la fin.

À la pause, je m'attable au soleil au Relais H de l'hôpital Sainte-Anne, endroit très particulier où les malades psy côtoient le reste du monde (blouses blanches, visiteurs, ouvriers). Je lis *Le Canard enchaîné* avec délectation. Titre de l'article : « Il y avait des micros dans le Buisson. » C'est au moment de l'affaire des écoutes. Mes voisins m'entreprennent là-dessus entre deux bouchées de salade ; j'ai du mal à trouver la bonne contenance. Après tout, je suis une malade moi aussi, je n'ai pas de blouse blanche. Le chirurgien me donne rendez-vous dans un an seulement. Dommage, j'aime bien discuter de mon cerveau avec lui. Et je l'aime bien.

Ces petits faits sont des observations latérales par rapport au récit de ce livre : des « accidents du vécu », selon l'excellente expression de la sociologue Nathalie Heinich. Je prends appui sur eux : ils me confortent, me permettent d'écouter plus sereinement.

En rentrant, je trouve un e-mail d'une patiente qui me dit que, de l'appartement de son ami, elle voit ma terrasse ! Je vais devenir parano quand je prends mon café ou fais ma gym.

L'e-mail a vraiment beaucoup « poussé » pendant mon absence (le printemps ?) : il m'apporte une photo d'un nourrisson, fils d'une patiente, mère célibataire qui vient d'accoucher et me l'envoie de la clinique. Je me demande comment elle va jouer au jeu des ressemblances auquel tout le monde se livre « lorsque l'enfant paraît ». Ce bébé a en effet été conçu par un double don de gamètes et n'a pas de père en guise de support des projections familiales et amicales. On va probablement dire qu'il ressemble à sa mère. Tant mieux, d'autant que ça va vite devenir vrai, à moins que ça ne le soit déjà. Je suis très heureuse pour cette patiente qui me semble avoir tous les « biscuits nécessaires » pour être une « mère suffisamment bonne » selon l'expression de D. Winnicott.

Je reçois aujourd'hui cet e-mail d'une ancienne patiente qui me fait réfléchir encore une fois sur ma pratique :

> « Vous m'avez reçue il y a quatre ans, deux, peut-être trois fois. J'avais alors un désir très net, celui d'un enfant. Il est né depuis. Je souhaiterais toutefois revenir vous voir. Le transfert avait incroyablement fonctionné et peut-être cela se renouvellerait-il. »

Qu'est-ce qui était « né » après ces entretiens ? Pas l'enfant évidemment, conçu par ses parents le plus naturellement du monde ! Un désir d'autre chose ? Désir de désir ? On verra bien, ne rien prévoir surtout…

Je vais recevoir ces jours-ci une patiente sympathique avec laquelle j'ai effectué un bref travail il y a quelques années. Elle m'avait été adressée par son fiviste, perplexe devant la demande de ce couple. Elle est mariée mais le couple n'a jamais eu de relations sexuelles. Ils souhaitaient un enfant par FIV même s'ils semblaient tous les deux parfaitement aptes à la procréation. Le médecin leur a dit qu'il accepterait de la pratiquer à condition qu'ils soient suivis par un psy (ils avaient préalablement consulté un sexologue sans succès). Nous avons entrepris un travail, mais les résistances étaient colossales des deux côtés et le temps pressait (la patiente avait plus de 40 ans). Ils ont abandonné la thérapie, ce qui ne m'avait guère étonnée.

Quelques mois plus tard, la patiente, enceinte de jumeaux, m'avait demandé de la recevoir plusieurs fois pendant qu'elle pouvait encore se déplacer (il faisait très chaud). Son mari est également venu en consultation. Le médecin fiviste avait « cédé », m'a-t-elle dit, et avait insisté de nouveau pour qu'ils me voient pendant la grossesse et après l'accouchement.

Je n'ai pas de jugement *a priori* ni sur ce couple ni sur le médecin. Nombre de cofacteurs, culturels notamment, peuvent éclairer cette situation complexe. Il ne sera peut-être pas trop tard pour tenter de les élaborer. Quant au médecin fiviste, il n'est, de loin, pas le premier à avoir cédé aux sirènes implicites de l'AMP, qui susurrent que la sexualité procréative n'est pas nécessaire, même inutile, voire parfois déconseillée ! C'est, de fait, la médecine qui se charge de la rencontre des gamètes chez des couples « agréés » par la société, c'est-à-dire hétérosexuels, mariés ou concubins. Leur vie sexuelle n'intéresse guère les fivistes. Rendons hommage à leur médecin qui, lui, s'en est inquiété. Nombre d'autres ne le font pas.

Quid du devenir des enfants ? Là encore, nombre de cofacteurs jouent. Il n'existe pas de prédictions absolues en la matière. Ce couple est solide, ce sont des gens intelligents, bien dotés culturellement, nantis d'une famille nombreuse et chaleureuse. En quoi leurs enfants seraient-ils plus mal partis dans la vie que ceux d'un couple lambda qui ne s'entendent pas, se séparent de façon houleuse, etc. ? J'ai remarqué au passage qu'une très bonne relation avec une grand-mère dans ces couples problématiques est souvent un facteur positif, voire déterminant. Seule l'expérience nous le dira. *Mémé,* le beau livre de Philippe Torreton, est un vibrant hommage aux grands-mères comme facteur d'équilibre pour de jeunes sujets.

Bienvenu à la télévision ce soir, le film *Perfect Mothers* d'après un étonnant roman de Doris Lessing, *Les Grands-Mères*. Le livre avait fait scandale à sa sortie. L'intrigue est particulièrement osée : deux amies, belles quadras (Naomi Watts et Robin Wright dans le film), l'une veuve, l'autre séparée de son mari, vivent chacune une relation sexuelle passionnée (pendant des années) avec le fils de l'autre. L'histoire avait choqué tout le monde sauf son auteur : « Une aventure qui n'est pas autobiographique, cette fois, mais je le regrette », a-t-elle dit à 80 ans quand elle a reçu le prix Nobel. Sacrée Doris !

Encore une illustration de l'inceste du deuxième type ! Les garçons grandissent, les mères ne vieillissent guère, l'amour naît entre la mère de l'un et le fils de l'autre, et réciproquement. Ça dure jusqu'à ce que le surmoi de l'une des deux mères se réveille et mette fin à ces relations incestuelles[9]. Or, dans le film, le « ça », quoique

9. Expression clinique créée par le psychiatre P.-C. Racamier qui renvoie à un contexte psychique incestueux présent dans certaines familles sans qu'il y ait passage à l'acte sexuel, ce qui n'est pas forcément moins pathogène.

mis à la porte, ne se décourage pas et revient par la fenêtre. Et tout recommence en dépit du fait que chacun des jeunes hommes aient entre-temps procréé par devoir. Les deux petites-filles jouent sur la même plage et les mères s'appliquent à jouer les grands-mères. Le secret éclate, les couples « normaux » se séparent dans le drame et le quatuor tant incestueux qu'incestuel repart pour un tour, sans culpabilité, disait Doris Lessing qui, visiblement, s'en est délectée. Le film est moins subtil que le roman, car il insiste un peu trop sur le côté sexuel entre les couples garçons/mères. Alors que le vrai sujet, suggéré par Doris Lessing, est celui des relations amoureuses tacites entre les deux mères, comme si, en laissant chacune leur fil respectif coucher avec leur amie, elles vivaient leur amour homosexuel. C'est audacieux, et surtout, ça sonne vrai. Je suis une histoire presque analogue dont je ne raconte qu'un fragment dans ce livre. Je peste à cette occasion contre mon nouveau rangement de bibliothèque (une lubie : un classement par éditeur !) qui m'a coûté un temps fou pour mettre la main sur le roman, Doris Lessing ayant changé d'éditeur assez souvent (tout du moins en traduction française).

Après un week-end chez des amis homosexuels, j'apprends que les trois quarts des gays qui ont entre 35 et 60 ans ne l'ont toujours pas dit à leurs parents, ce qui corrobore la clinique décrite dans ce livre. Cela ne m'étonne guère vu le déni qui règne de manière étonnante sur l'homosexualité. Le déni – ou du moins la dénégation, le déni étant un mécanisme plus puissant, à la limite du pathologique – semble en effet avoir souvent remplacé l'homophobie dans des milieux où on entend des phrases comme : « Je n'ai rien contre les homos, mais ça ne me concerne pas, je n'en connais pas », alors qu'un fils, un frère, un cousin, un petit-fils ou un ami l'est !

Le nom de la rue où se trouve mon cabinet d'analyste suscite diverses associations qui m'amusent. La première est psy : c'est celle des nœuds borroméens, formule du Lacan des années 1960. Ça me laisse de marbre. Je préfère les nœuds de bateau que j'ai installés sur un pan de mur. La deuxième est culturelle, celle des îles Borromée sur le lac Majeur (on m'indique de superhôtels...) ou des Borromée, grande famille italienne du XVIe siècle qui a engendré un saint (les bourgeois cathos connaissent saint Charles Borromée). Quant aux chauffeurs de taxi, ils me disent : « Rue Blomet ? » Je n'ai pas de chance avec les noms ni avec les prénoms...

Une patiente évoque de nouveau la conception de sa fille par IAD à Paris. Cet ex-bébé Cecos est âgé de 8 ans maintenant. Les parents ont tous les deux bien vécu l'anonymat du donneur. La mère dit que faire confiance au donneur de sperme anonyme, c'est se fier à l'humanité ; elle-même se sent seulement « passeuse de vie ». Ces propos raviraient les Cecos : pour une fois qu'on entend ce type de discours ! Cette patiente relativise la perte de ses embryons congelés (ceux dont le transfert a échoué ainsi que les « surnuméraires »). Elle dit que c'est sa fille qui est « sortie du lot », comme si elle avait été tirée au sort et pas les autres. Il n'y a pas à philosopher là-dessus, ajoute-t-elle. Penserait-elle différemment si les embryons congelés restants étaient ceux de leur couple ? *Nobody knows.* Chacun se construit son propre système de représentation. Le contexte culturel particulier compte ici probablement : cette patiente a été élevée dans un pays différent de celui de ses parents. Elle se sent citoyenne du monde, sa fille aussi, le donneur de sperme « étranger » s'intègre bien dans ce schéma.

Depuis la mort de mon compagnon, je reçois souvent des coups de fils impérieux du genre : « Passez-moi Monsieur, c'est important. » J'hésite à raccrocher, mais je sais qu'on va rappeler et je compatis au travail des démarcheuses. J'avoue que j'ai du mal à dire : « Il est mort. » Alors, suivant mon humeur, je botte en touche en disant qu'il est sorti, qu'il est en voyage, qu'il a déménagé, que j'ai divorcé, qu'il est dans son bain, qu'il est allé acheter un paquet de cigarettes et n'est jamais revenu…

L'autre jour, j'ai été prise de court car la personne qui appelait m'a demandé avec insistance à parler à… ma compagne ! Intéressée par cette situation inhabituelle, j'ai demandé l'objet du coup de fil, et l'interlocutrice de me répondre : « C'est un centre de bien-être pour les femmes. Passez-la-moi, c'est important. » Après une seconde d'hésitation, j'ai hasardé d'une voix timide (j'écrivais justement un article sur la notion de genre) : « C'est moi, la compagne. » La téléphoniste ne m'a pas crue, elle a pensé que j'étais un mari un peu dérangé et, excédée, elle a conclu qu'elle rappellerait.

Cela en dit tout de même long sur la question du genre. Et aussi sur ce type de démarchage téléphonique qui semble fonctionner de plus belle, trente ans après la naissance d'Internet. Est-ce lié à la solitude de nos concitoyens qui seraient davantage sensibles à la voix qu'aux e-mails ? Cet exemple original – être pris pour le mari de sa femme ! – tombe en tout cas bien pour moi qui travaille sur ces sujets. La prochaine fois, je me ferai mieux expliquer ce qu'est un « centre de bien-être pour les femmes ».

En revoyant avec plaisir l'excellent film *Les gens normaux n'ont rien d'exceptionnel*, je découvre que c'est un grand classique : au début du film, Valeria Bruni-Tedeschi joue précisément le rôle d'une téléphoniste qui essaie de vendre des éléments de salle de bains à l'homme (le mari) qui décroche et qu'elle prend pour la femme et auquel elle débite son baratin. Il la coupe, furieux (la scène est hilarante) et hurle : « C'est moi le mari », alors, perdant les pédales, Valeria lui répond : « Ah ! Vous avez la même voix que votre femme, passez-la-moi », ce qui aggrave évidemment la colère dudit mari qui raccroche. Du coup, elle fait une crise de nerfs… et se retrouve à l'HP ! J'ai bien fait de ne pas raccrocher brutalement, je me doutais un peu que ces pauvres téléphonistes étaient fragiles.

Bonne citoyenne écolo, j'ai vendu ma voiture et circule en bus ou en taxi. Les conversations avec les chauffeurs de taxi ne manquent parfois pas de sel. Ils semblent beaucoup moins « café du commerce » qu'il y a dix ans, la crise est passée par là. On trouve cadres, commerçants ou artisans au chômage, même un ex-psychiatre passé par la case alcoolo ! Nombre d'entre eux écoutent Radio Classique, Jazz Radio ou France Culture, c'est dire. Il reste tout de même les irréductibles des matchs de foot ou ceux qui ont l'oreillette téléphonique vissée en permanence, mais beaucoup sont ouverts au dialogue sans être envahissants. Le lendemain d'un jour d'élections où les Verts ont marqué des points, je porte par hasard une veste verte. Le chauffeur m'apostrophe : « Alors, vous aussi, vous avez voté vert ? » Et nous voilà partis sur commentaires et potins politiques. Il en connaît un rayon, plus que moi…

On attaque la soirée d'élections municipales. Bombant le torse, journalistes et politiques bavassent, excités ou graves (même Najat Vallaud-Belkacem ne sourit pas). Anne Hidalgo nous annonce qu'elle est notre maire à tous. Pendant que je m'affaire à autre chose, j'entends « je suis votre mère »… Ça fait drôle.

Nouvelle consultation avec mon « Indien Jivaro », un jeune homme qui se nomme ainsi – en accord avec sa mère adoptive – d'après la photo de la jaquette de *Tristes Tropiques*. Nombre d'associations cinématographiques me viennent, notamment avec Jimmy P., lui aussi à la carrure impressionnante. Et aussi avec *La Poursuite impitoyable,* film revu justement hier où Marlon Brando en shérif d'une petite ville du Midwest tient tête à une dizaine de mecs ivres et déchaînés qu'il décanille les uns après les autres avant d'être décanillé lui même – ce qui ne l'empêche pas, tout sanguinolent et défiguré qu'il soit, de sauver *in extremis* Jane Fonda (ouf !) et Robert Redford (qui mourra tout de même, dommage…).

La force physique de Brando est impressionnante dans le film, comme celle de ce jeune homme assis en face de moi sur une chaise Louis XVI héritée de ma mère. (Pourvu qu'il ne se balance pas, gare aux pieds fragiles, comme le répétait ma génitrice). Il me dit que personne ne lui fait peur, qu'il adore la bagarre. J'imagine les scènes avec plusieurs flics essayant de lui passer les menottes. Il a une cicatrice au milieu du front comme l'Indienne de la couverture de Lévi-Strauss. Il ne connaît pas sa force, dit-il, pas plus qu'il ne se connaît lui-même. Un Indien dans la ville...

Le soir même, je rentre d'un dîner en taxi. Il fait nuit, l'air est doux. Propice aux confidences ? Le chauffeur, un colosse, l'air indien, me fait penser à mon patient. Je me lance... et lui demande s'il vient d'Amérique latine. Me répond qu'il est né au Chili et a été adopté à l'âge de 4 ans par des parents français qui ne pouvaient pas avoir un deuxième enfant. Il ajoute qu'il a fait se rencontrer ses deux mères. J'écoute, intéressée, le roman familial qu'il s'est intelligemment construit autour des ascendances italiennes des deux mères, toutes deux originaires de Vénétie. Un vrai récit de parenté additionnelle : on peut avoir deux mères, deux pères, l'essentiel est de pouvoir se le raconter, en faire un roman familial. Décidément, les chauffeurs de taxi ne sont plus ce qu'ils étaient.

Je lis *En finir avec Eddy Bellegueule*, magnifique roman autobiographique. Le titre que je donne *in petto* à ce livre, c'est *Comment devenir normalien quand on vient du quart monde et qu'on est homo* ? Plus que sur l'homosexualité, c'est surtout un livre sur la grande pauvreté, à cent cinquante kilomètres de Paris en 2013 ! Du Dickens… Cette histoire me rappelle l'analyse d'un patient, il y a quelques années de cela : Black, né sous X, fils adoptif d'un père représentant de commerce et d'une mère au foyer, homosexuel, il était professeur agrégé de philo. Ma gardienne de l'époque – une Cht'i ! – tirait la tronche quand il arrivait, mal habillé, pantalon troué, etc., histoire de provoquer (moi au début, puis la gardienne, les habitants de l'immeuble). J'allais souvent faire la leçon à ladite gardienne en lui enjoignant la politesse vis-à-vis de *tous* mes patients. Elle ne me croyait qu'à moitié quand je lui disais qu'il était prof et me répondait : « En tout cas, il fume en bas de l'immeuble, on n'a pas le droit. » Pour ne pas dire : « Il est noir, mal fringué et peut-être bien homo. » Ça a duré des années. Certains jours, ça amusait mon patient, d'autres non. Moi, jamais.

Je reçois justement une patiente que j'ai en thérapie depuis des années qui, ce soir, de plus en plus lucide sur son histoire, parle en termes extraordinaires du gap incroyable qui est le sien entre son père et sa mère, entre ses ascendances paternelle et maternelle. Du côté de sa mère, c'est un peu le milieu Bellegueule, une famille chaleureuse mais pauvre sur tous les plans. Du côté de son père, ce sont les plus hautes sphères de l'État. Enfant illégitime au départ, elle a été reconnue par son père et élevée par sa famille paternelle à partir de sa majorité sans pour autant qu'elle coupe avec les maternels. Née d'une brève liaison entre ses parents, elle a vécu jusqu'à son adolescence avec sa famille maternelle (mère, tantes, oncles, cousins). Aujourd'hui encore, elle fait le grand écart entre ses deux milieux, parfaitement loyale vis-à-vis de ses deux histoires, entre un père très âgé et une tante et des cousins – sa mère est morte il y a quelques années – qui habitent à quelques kilomètres de distance et ne se sont jamais rencontrés.

On est loin dans ces deux histoires du côté léger de *La vie est un long fleuve tranquille* où les enfants échangés à la maternité passent d'une famille à l'autre dans la joie et la bonne humeur. On se souvient des Groseille et des Le Quesnoy (« C'est lundi, c'est raviolis ») qui allaient à la messe du curé chantant et faisaient du 420 pendant les vacances.

Ma familiarité avec le milieu FIV me fait fantasmer autour d'un prochain film d'échange de bébés dont le scénario serait celui d'une erreur de transferts d'embryons qu'on aurait placé chez la mère voisine de chambre enceinte d'un bébé qui ne serait pas le sien (et *vice versa*). On commence à connaître quelques cas de par le monde, le dernier en Italie, un autre en Grande-Bretagne qu'il vaut la peine de conter car il est non seulement authentique, mais a été analysé par des anthropologues de la parenté.

Ce cas « historique » permet de comprendre à quel point les techniques d'AMP ont bouleversé les notions de maternité et de paternité considérées jusqu'à aujourd'hui comme évidentes. La naissance de ces jumeaux constitue un exemple typique de l'un de ces « petits arrangements » avec la parentalité que l'AMP a rendus possibles, bien qu'ici de manière accidentelle. Ce n'est donc pas en raison de son caractère exceptionnel – et heureusement rarissime – que je cite longuement cette histoire, mais parce qu'elle fournit un miroir grossissant des « modulations parentales » que peut engendrer la FIV, pour le meilleur comme pour le pire.

L'affaire s'est passée en 2000 au sein d'un hôpital public britannique nanti d'un centre important d'AMP, dans lequel les traitements sont gratuits[10]. On y pratique environ 2 700 FIV par an. Deux couples anglais, Mr et Mrs Smith, tous deux blancs, et Mr et Mrs Cook, tous deux noirs, ont entrepris, à la même période et dans le même hôpital, une procédure de FIV classique[11]. Mrs Smith s'est retrouvée enceinte de jumeaux dès la première FIV, mais neuf mois plus tard, cette maman a accouché de deux bébés métis noirs ! Il y avait eu manifestement erreur quelque part, mais où ?

Deux types de dysfonctionnements étaient envisageables. Soit, erreur n° 1, les embryons du couple Cook avaient été malencontreusement transférés dans l'utérus de Mrs Smith. Soit, erreur n° 2, le sperme de Mr Cook avait été utilisé pour féconder les ovocytes de Mrs Smith. Avec des couples de même origine ethnique, l'intervention – l'interversion – ne se serait pas vue (on ne pratique pas de contrôle d'ADN après chaque

---

10. Je renvoie aux commentaires sur cette affaire des anthropologues Kathryn Tyler, *in Working Papers, Public Understanding of Genetics*, Manchester, University of Manchester, 2003, et à Anne Cadoret, « La filiation et l'aide médicale à la procréation », *Droits et Cultures*, 2006, n° 51, p. 179-185.

11. J'emploie les qualificatifs « blancs » et « noirs » pour rendre l'histoire plus lisible. Ce sont au demeurant les termes employés par l'anthropologue britannique qui, la première, a analysé cette affaire.

FIV !). Ici, « grâce » à l'origine différente des parents, aucun doute n'était possible sur le fait qu'il y avait eu fausse manœuvre.

Le problème épineux après cet « incident » a donc été de savoir comment établir la filiation de ces enfants et de décider quelles personnes allaient être désignées « père » et « mère » de ces bébés. On avait, en théorie, affaire à quatre parents potentiels, *tout à la fois procréateurs et parents d'intention* : Mrs Smith (blanche), la mère qui avait porté les bébés et en avait accouché (son ovocyte était également à l'origine de la conception), et Mr Smith (blanc), son mari, père d'intention qui avait donné son sperme au moment de la FIV. De l'autre côté, on avait Mr Cook (noir), autre père d'intention, lui qui avait donné son sperme à une femme qu'il pensait être son épouse et Mrs Cook (noire), mère d'intention également puisqu'elle s'était engagée dans une procédure de FIV avec son mari.

Il est d'un grand intérêt d'analyser la façon dont le dilemme s'est dénoué et quelle filiation pour les enfants a été construite par la justice britannique. La détermination de la « bonne » mère n'a pas posé de problème, ce qui n'est guère étonnant dans le contexte de la parenté « à l'occidentale » : c'est Mrs Smith qui a été désignée « mère », non pas en vertu de sa qualité de mère génétique, mais du fait de son statut de femme enceinte qui a accouché. Quant au père, selon la loi anglaise, c'est Mr Smith, qui aurait dû l'être d'office (selon la présomption de paternité, le *pater is est* du droit romain). Toutefois, comme les expertises génétiques convoquées à la rescousse ont prouvé que c'était Mr Cook le géniteur, le juge a considéré que ce dernier pourrait revendiquer des droits à la paternité puisqu'il avait donné du sperme avec l'intention de devenir père de l'enfant né de son don. En outre, on a monté que Mr Smith n'avait évidemment pas donné son consentement à ce que ce soit le sperme de Mr Cook qui soit utilisé en lieu et place du sien.

L'analyse de ce verdict donne les clefs des représentations de la paternité et de la maternité d'une société à un moment précis de son histoire. Verdict qui est tombé à Londres en mars 2003 après que les tests d'ADN eurent établi de manière certaine que Mrs Smith (la mère blanche) était bien la mère biologique et que Mr Cook (le père noir) était le père biologique. Il s'agissait donc de l'erreur n° 2, celle qui avait consisté à créer un embryon en faisant féconder l'ovocyte de Mrs Smith par un spermatozoïde de Mr Cook. Et pas de l'erreur n° 1, laquelle aurait consisté en une erreur de transfert des embryons du couple Cook dans l'utérus de Mrs Smith. Car, dans ce dernier cas, les bébés nés de Mrs Smith n'auraient pas été métis mais noirs et Mrs Smith aurait alors été simple « mère porteuse » de ses (ces ?) bébés ! Gageons que le jugement eût alors été différent…

Dans un premier temps, le tribunal a désigné Mr Cook (le père noir) comme père légal des bébés et considéré que ce dernier « avait le droit d'aider à l'éducation des jumeaux ». Or, *in fine* – après un second procès –, il a été estimé que les deux parents biologiques, Mr Cook et Mrs Smith, n'étant à l'évidence pas mariés l'un avec l'autre *et ne pouvant le faire* (!), les enfants ne devraient pas avoir de relation avec Mr Cook. Il fut ainsi décidé que Mr Smith, le mari de Mrs Smith, allait être obligé d'adopter les enfants de sa femme afin de reprendre le statut légal de père qui était détenu par Mr Cook. Il est ainsi ressorti de la jurisprudence anglaise que, dans le cadre d'une parenté bilatérale fondée sur un mariage hétérosexuel (cas du système de parenté tant anglais que français), la réclamation de paternité de Mr Smith était recevable, sa relation matrimoniale avec la mère génétique, son épouse lui donnant – comme du temps des Romains – des droits sur le travail reproductif de cette dernière ! Ce qui a donc défait toute revendication de paternité du père génétique. Le couple Cook a fait appel de cette décision, mais sans succès.

L'anthropologue anglaise Kathryn Tyler fait remarquer de manière très pertinente que, si le jugement a statué sur le fait que la paternité de Mr Smith était fondée sur son mariage avec Mrs Smith, la réciproque n'a pas été vraie dans le cas de Mrs Cook. Alors même en effet que cette dernière était l'épouse du père génétique, Mr Cook, qui avait été considéré comme le père légal dans un premier temps, le tribunal a pourtant considéré que Mrs Cook, son épouse, n'avait aucune légitimité juridique à revendiquer un quelconque lien de parenté avec les bébés. Une protestation de sa part aurait pourtant été fondée : on lui avait « pris » le sperme de son mari et elle s'est de plus au bout du compte retrouvée sans enfant alors qu'elle s'était engagée dans ce programme de FIV avec lui…

On a ici un éclairage « au flash » tout à la fois du rôle des substances biologiques dans la procréation, de ce que représentent les liens du sang et de l'importance de la parentalité d'intention, des implications de l'union légale des parents, enfin. On voit dans ce jugement le nœud gordien de notre système de filiation : il fait découler le statut de l'enfant de l'alliance du père et de la mère, ce qui signifie que l'enfant porté par une femme est, par définition, celui de son compagnon selon l'adage romain (*pater is est quem nuptiae demonstrant*) toujours présent dans notre Code civil. La pratique de l'AMP a pourtant passablement déstabilisé la présomption de paternité dans la mesure où, en cas de contestation – et c'est le cas ici –, c'est la preuve génétique qui joue les « juges de paix » (plutôt de guerre en l'occurrence !). Il est manifeste également que l'apparition en justice des expertises génétiques redistribue dorénavant tout à fait autrement les cartes de la filiation (un arrêt de la Cour de cassation du 28 mars 2000 dit que « l'expertise biologique est un droit en matière de filiation »). L'existence de la FIV et son inscription dans la loi ont créé de nouvelles situations qui résultent du morcellement de l'expérience procréatrice, multipliant des « parents en plus » que j'appelle « cogéniteurs » ou « coparents ». D'où l'apparition de situations inédites qui impliquent des liens parentaux mal déterminés sur lesquels il faut statuer, à la fois pour la sécurité de la filiation et dans l'intérêt des enfants, telle la situation insolite (et dramatique) de ces jumeaux et de leurs parents. Cette notion a été évidemment centrale dans le procès ; l'avocat des Cook a mis en avant le fait que l'intérêt de ces jumeaux, « objectivement noirs », était d'être élevé par des parents noirs (argument communautariste). Quant à la plaidoirie de l'avocat des Smith, elle a été fondée sur le fait que l'intérêt de ces enfants était d'avoir un lien avec leurs parents : pour la mère, c'était à la fois le lien génétique et celui de la grossesse, pour le père c'était le lien légal d'époux de la mère, mais également celui de « père de la grossesse ». On a ici un exemple classique montrant que la notion d'intérêt de l'enfant peut être utilisée de manière excessivement variable, voire contradictoire, en fonction de la cause défendue.

J'en viens à la fin de l'histoire. On n'a plus reparlé publiquement de cette affaire, sans doute pour de « bonnes raisons » : c'était manifestement une contre-publicité gênante pour l'AMP dans un pays pionnier dans ce domaine. Pour ne rien arranger, un consultant britannique avait « malencontreusement admis qu'avec un chiffre de vingt-sept mille naissances par FIV depuis la création du centre, une ou deux erreurs pouvaient arriver ». Mr Cook a pour sa part mené une action en justice pour avoir un accès légal aux bébés (un droit de visite, à l'instar de celui d'un beau-père). Il a perdu sur ce point, mais le tribunal a ordonné au couple Smith d'envoyer deux fois par an des nouvelles et des photos des enfants au couple Cook, incluant leurs bulletins scolaires. Les deux couples ont évidemment obtenu des dommages et intérêts de l'hôpital.

En 2006, alors que les enfants avaient 6 ans, le couple Smith s'est exprimé dans la presse pour la première fois depuis le procès. Ils disaient que leurs enfants leur demandaient souvent pourquoi ils n'avaient pas la même couleur de peau que celle de leurs parents et qu'ils avaient bien du mal à répondre… Les experts psy ne se montrent guère optimistes, prédisant pour les enfants des difficultés psychologiques importantes à l'adolescence et à l'âge adulte. Mrs Smith dit à quel point cette erreur l'a angoissée et déstabilisée : elle affirme qu'elle a ressenti comme un viol le fait d'avoir conçu des enfants avec un étranger. Mr Smith confie que son couple a été en danger, qu'ils ont failli divorcer et qu'au début il avait peur de rejeter ses enfants (ce qui n'a pas été le cas, heureusement). Le moindre des dégâts a été peut-être le fait que les Smith ont dû déménager afin que les enfants soient scolarisés dans une école plus « mélangée » ! Quant au couple Cook, ils ne se sont, eux, plus exprimés publiquement, mais on peut imaginer leur détresse.

Ce mercredi est présenté notre rapport sur la famille. Sauf qu'entre-temps, la ministre commanditaire a été remerciée et qu'à la suite des élections municipales, catastrophiques pour le PS, dans le gouvernement « resserré » il n'y a même plus de ministre de la Famille, tout juste un secrétariat d'État confié à une féministe qui a déclaré qu'il était inutile de faire une loi pour l'« avant-garde ». On comprend que, pour elle, l'« avant-garde », ce sont des couples de femmes qui font des inséminations ou, pis, ont recours à la GPA ! Elle ne connaît apparemment pas la réalité que ce petit ouvrage reflète en partie : les couples qui auraient été concernés par cette loi sur la famille sont à 80 % des couples hétérosexuels en demande de dons de sperme et, surtout, de don d'ovocytes, voire de double don de gamètes, procédures soit impossibles en France, soit interdites. Enterrée par conséquent, cette loi qui devait autoriser l'accès aux origines, à partir de leur majorité, aux enfants conçus de dons anonymes et à ceux nés sous X, ainsi que l'accès à l'AMP pour les lesbiennes. Tant les agences de voyages que les cliniques étrangères vont en faire leur miel.

Que de temps et d'énergie gâchés pour la énième fois. Quelle honte pour la France qui se trouve, seule en Europe et presque dans le monde, bloquée sur des positions particulièrement conservatrices, presque pires que celles de l'Italie, inchangées en outre depuis quarante ans, lois après lois, tonnes de rapports après tonnes de rapports. Christiane Taubira, par son talent, a su faire voter le mariage pour tous qui se trouve cependant en partie vidé de sa substance tant que les couples homos mariés ne pourront pas recourir à l'AMP. Quel intérêt en effet de se marier juste pour faire une fête ? L'adoption de l'enfant du conjoint dans un couple homo ne va en effet pas être simple dans le contexte actuel, on l'a déjà vu. Nombre de mes patients homos disent souvent qu'ils vont se marier tant que c'est encore possible car, dans cinq ans, la droite va s'empresser d'annuler la loi. Cette loi est une « parenthèse historique », disent certains. Drôle de pays, la France ! Les Lumières sont loin.

Un paradoxe est à noter. Hors l'abolition de la peine de mort, les grandes réformes de société ont été portées par des gouvernements de droite : c'est le cas des lois sur la contraception, sur l'IVG, sur l'abaissement de l'âge de la majorité, sur le pacs, sur le partage de l'autorité parentale et d'autres encore. Peut-être le prochain gouvernement de droite fera-t-il passer tout ce que la gauche vient de repousser aux calendes grecques par peur de voir de nouveau les gens descendre dans la rue !

Tout ça me conforte dans ma décision d'abstention.

Dimanche dernier, j'accepte de faire la huitième dans un tournoi de bridge en *duplicate* (deux tables de quatre joueurs). J'adore ce jeu et tape le carton avec grand plaisir depuis cinquante ans. Autrefois, je n'étais pas mauvaise, ce qui fait – détail important pour l'anecdote de dimanche dernier – que je joue correctement la carte, mais suis larguée au niveau des annonces parce que je ne travaille pas. Je devrais prendre des leçons, mais je n'ai pas le temps. Je suis donc une partenaire imprévisible, me reprochent mes amis bons joueurs. Gentiment, en général.

Manque de chance, ce dimanche, je joue avec la meilleure du groupe, qui se souviendra peut-être de cet affreux après-midi où elle n'a cessé de me fusiller du regard et de m'humilier. Je me suis défendue avec l'humour le plus lourd possible, en lui proposant un Doliprane, un whisky, en faisant des plaisanteries au quatrième degré compréhensibles de moi seule. Bref, l'enfer. Bien sûr, nous nous sommes retrouvées dernières au classement à cause de moi, ce qui a failli la faire syncoper, elle qui avait sans doute l'habitude d'être toujours première. Son mari, très cool, qui jouait à l'autre table m'a dit de ne pas m'en faire, qu'on ne jouait pas à la Fédé, qu'on était entre amis, etc. J'ai néanmoins perdu petit à petit confiance – un effet Pygmalion à l'envers – et j'ai joué, mal joué, bien plus que d'habitude. Depuis l'enfance, j'avais oublié ce que c'était d'être grondée – cette dame à cheveux blancs et à l'air sévère me faisait penser à ma mère.

Enfin le calvaire se termine et je pars, un peu sonnée, après deux whiskys. Arrivée dans la rue, je réalise que j'ai oublié mon parapluie, je remonte donc et mon amie me le tend. Le pépin à la main, je marche cent mètres quand quelqu'un arrive par-derrière et m'arrache ledit parapluie. Je me retourne : c'était ma partenaire de bridge… qui me fusille une fois de plus et lâche : « Vous m'avez pris mon parapluie ! » Je reste sans voix, puis bafouille : « Mais c'est mon parapluie… » La dame-biensoustousrapports me jette : « Non, c'est le mien. Retournez chercher le vôtre ! » Ulcérée, je me jette dans un taxi et, en arrivant, je reçois un SMS de mon amie me disant qu'elle s'est trompée de parapluie et m'a donné par erreur celui de la damebien. Pas de chance !

Cette journée foutue m'a plus atteinte que je le pensais. Cette personne se pense probablement irréprochable. Tout comme ma mère… Je ne vais tout de même pas refaire une tranche d'analyse à cause d'une partie de bridge ratée. Il n'empêche que j'ai ressenti une vraie blessure narcissique, moi qui ai pris l'habitude qu'on me déroule le tapis rouge et qui ai toujours pensé que je pouvais me sortir de situations risquées, autrement plus complexes qu'une partie de bridge entre gensbiens ! Fatale erreur qui m'a coûté plus que mon parapluie. Depuis je joue avec un ordinateur et c'est moi qui l'engueule…

Un an du vote mariage pour tous. Il y a eu sept mille mariages gays dont deux tiers d'hommes. Certains sont déjà grands-parents (c'est le cas d'un mariage de femmes auquel j'ai assisté). Une révolution bien modeste (quatorze maires sur trente-six mille ont fait de la résistance). Or il y a eu très peu d'adoptions de l'enfant du conjoint, ce qui était l'intérêt principal de cette loi sur le mariage. Les juges font plus de résistance que les maires, semble-t-il.

On est encore dans la famille Ricoré pour un bout de temps (deux ou trois quinquennats !) Les éthiciens du monde entier viennent déjà nous étudier et se demandent : « Comment peut-on être français ? » Le déni du gouvernement pour des demandes de couples hétérosexuels « standard » qui veulent seulement avoir un premier ou un deuxième enfant a parfois des conséquences imprévisibles. Les deux consultations qui suivent en donnent encore une idée.

J'attends un couple marié, parents d'un enfant de 6 ans. Ils disent souhaiter un deuxième enfant. Or on a malheureusement découvert chez la mère une ménopause précoce (à 38 ans). Ce couple a tenté l'adoption, ce qui était irréaliste vu leur âge et le fait qu'ils ont déjà un enfant. Les médecins leur ont conseillé le don d'ovocyte, mais c'est en pratique impossible en France (il y a trois ans d'attente). Ils ont donc fait le périple habituel : Espagne, Grèce, République tchèque. Au cours de ces pérégrinations, ils ont rencontré un président d'association d'aide aux couples infertiles qui leur a parlé d'une clinique très performante en Asie du Sud-Est où vont nombre de couples australiens et américains. Renseignements pris, ils ont appris que le don y est anonyme, mais que des renseignement non identifiants sont communiqués (âge, nombre d'enfants, nombre de dons) et que l'identité de la donneuse sera accessible à la majorité de l'enfant, comme c'est le cas pour le don de sperme dans la plupart des pays européens. C'était leur souhait ; ils étaient en effet très perturbés par un don d'ovocyte totalement anonyme qui aurait, dit la mère, discriminé leurs deux enfants (l'un aurait su qui étaient ses parents, l'autre aurait ignoré l'identité de la personne qui a fourni son capital génétique). Dans cette clinique asiatique, les donneuses sont dédommagées, comme un peu partout dans le monde, à hauteur de l'équivalent de mille euros par don, mais il ne semble pas que le nombre de dons soit réglementé. J'attire l'attention de la mère sur cette question en raison du nombre d'embryons congelés – fruit du spermatozoïde du père et de l'ovocyte de la donneuse – qui risquent ainsi de se trouver dans un vide un peu inquiétant.

C'est touchant de voir que ce couple est indifférent au fait que la donneuse soit asiatique, tant leur désir de deuxième enfant est fort. La demande de la mère (qui vient seule aujourd'hui en consultation) est d'être accompagnée dans ce parcours. Elle est à la fois un peu troublée et satisfaite par le fait que cette clinique leur a envoyé des fiches de donneuses avec des renseignements non identifiants et une photo (pratique habituelle dans nombre de cliniques à l'étranger). Choix peu évidents à des milliers de kilomètres de distance et dans un contexte culturel différent du nôtre. Cette maman se montre étonnée que le choix du sexe soit proposé par la clinique (on ne transférerait si je comprends bien que l'embryon du sexe désiré), ce qui en l'occurrence lui conviendrait car ils souhaitent, me dit-elle un enfant du sexe différent du premier. Autant de questions qui auraient cependant été mieux cadrées et régulées en France dans notre propre culture. Je propose à cette mère d'autres entretiens avec elle seule, puis avec son mari s'il en est d'accord, ce qu'elle accepte à mon grand soulagement. Ils ne vont pas mettre leur projet à exécution dans l'immédiat. Ce qui me rassure.

Vient ensuite en consultation un couple d'un profil un peu voisin, à la différence près qu'ils ont déjà un enfant conçu il y a un an à l'étranger grâce à un double don de gamètes. Les parents ont la quarantaine, le conjoint masculin avait été soigné adolescent pour un cancer, le traitement avait réussi, mais l'avait rendu stérile. Le couple avait d'abord fait des IAD avec don de sperme anonyme, puis après des échecs successifs, ils étaient passés aux quatre FIV remboursées par la Sécurité sociale avec les ovocytes de l'épouse. Enfin, après de nouveaux échecs dus sans doute à l'âge de la mère, très découragés par ces six ans de parcours, ils avaient eu la chance de consulter un médecin fiviste qui leur avait conseillé de faire une FIV dans une clinique qu'il connaissait à l'étranger avec un double don de gamètes. Cela avait marché la première fois et ils étaient les heureux parents d'une petite fille, regrettant un peu que leur parcours médical et humain n'ait pas été jugé digne d'être suivi en France.

La raison de leur venue à mon cabinet tenait au secret qui empoisonnait leur vie familiale et amicale. Ils n'avaient en effet dit pour l'instant à personne qu'ils n'étaient pas les « parents biologiques » de leur enfant. (Cette expression, la leur, est évidemment à travailler car ils sont bien entendu les « vrais » parents, mais c'est de leur vécu qu'il faut partir.) Leur entourage leur renvoie sans cesse des questions sur la non-ressemblance de leur fille (blonde aux yeux bleus) avec aucun d'eux. De ce fait et aussi par suite de la perte de confiance en leur pays qui a disqualifié leur demande, ils éprouvent un sentiment de honte (évidemment injustifié), de tromperie, de peur que les grands-parents, s'ils savaient, préfèrent leurs autres petits-enfants. Ils se posent aussi des questions sur le fait de le dire ou non à leur fille et quand, etc. Que dire aussi au pédiatre (qui ne sait rien pour l'instant) ?

Toutes questions parfaitement légitimes et qui ont juste besoin d'être « parlées » avec un professionnel. Ce qui en France est, on le sait, difficile dans la mesure où : 1. le double don est interdit, 2. la FIV à l'étranger est également interdite. Pas simple, dans ce contexte, d'aller voir un psy qui risque de vous condamner d'emblée tout en pensant que vous êtes des malades d'un désir d'enfant pathologique (réactions que j'ai maintes fois entendues). Dans ce cas précis, leur obstétricien leur avait dit que j'avais l'habitude des doubles dons et que je ne les jugerais pas ! Ce couple – fort sympathique – m'a dit en partant qu'ils me demanderaient un rendez-vous dans quelques années au moment de le dire à leur fille. J'aime cette économie de moyens après ce parcours impressionnant.

Une conférence internationale sur le thème « La voix du patient », organisé par le Centre d'éthique clinique de l'hôpital Cochin (Dr Véronique Fournier), a lieu pendant trois jours à Paris à la faculté de médecine. Au moment de l'appel à candidature, j'avais proposé à un couple d'anciens patients que j'avais suivis en FIV de donner leur témoignage à propos du devenir de leurs embryons restés congelés après la naissance de leurs enfants, sujet très « mal traité » par la loi française. Ils ont accepté, ont envoyé un texte et, à ma grande satisfaction, ont été sélectionnés par le comité d'organisation du congrès. Je ne saurais mieux faire ici que de donner à lire leur texte public, les abstracts des interventions devant être distribués aux milliers de participants. J'assisterai bien sûr à la présentation et à la discussion.

> « Confrontés nous-mêmes à l'expérience d'infertilité, nous souhaiterions pouvoir aider aujourd'hui, grâce à un don d'embryon, des couples infertiles. Mais la loi ne nous permet pas de le faire aux conditions qui sont les nôtres, nous plaidons pour qu'elle change et permette que soit levé l'anonymat du don d'embryon pour les donneurs qui le désirent. Nous avons eu un difficile parcours de PMA (procréation médicalement assistée) qui a duré quatre ans puis, en avril 2009, nous avons eu la chance d'obtenir par FIV trois embryons. Le premier transfert a permis, pour notre plus grand bonheur, la naissance de notre fille en décembre 2009, les deux autres embryons ont été congelés puis, nous avons eu un deuxième enfant "naturellement", un garçon né en juillet 2012. Depuis la FIV, l'hôpital nous interroge chaque année sur le devenir de nos embryons congelés ; on nous demande de choisir entre la poursuite de la cryoconservation, l'accueil par un couple receveur,

> un don en vue d'études à finalité médicale ou notre accord pour mettre fin à la conservation. Cette année, après la naissance de notre fils et ne désirant pas de troisième enfant pour le moment, nous avions décidé de faire don de nos embryons à un couple infertile. Cependant, le laboratoire nous a indiqué que, selon la loi, si un ou des enfants naissent suite à ce don, ils ne pourront pas, s'ils le veulent un jour, connaître l'identité de leurs parents génétiques. Après réflexion, nous avons alors, et malheureusement, changé d'avis. En effet, nous refusons de donner notre accord pour ce don si les enfants qu'il peut faire naître doivent se retrouver un jour désemparés et malheureux de ne pas connaître "toute leur histoire" ; nous souhaitons plus que tout pouvoir aider des couples infertiles à réaliser leur rêve d'enfant, tout en nous sentant incapables d'être "coresponsables" de l'éventuel mal-être de ces possibles enfants s'ils souhaitent un jour avoir accès à leurs origines ; nous avons également réfléchi à l'impact que pourrait avoir dans nos propres vies le fait de partager un jour avec un jeune adulte cette vérité "médicale et génétique". Nous l'assumons pleinement, nous pensons que l'on ne peut pas cacher à des enfants qui sont leurs géniteurs s'ils demandent à le savoir ! »

Ces parents ont été sidérés en voyant que dans la feuille de consentement qu'on leur avait donné à signer il n'était pas indiqué que s'ils faisaient le choix de donner leurs embryons, c'était d'un don anonyme qu'il s'agissait !

Madame, Monsieur,

Suite à la tentative de fécondation *in vitro* en date du 10/04/2009, nous avons pu congeler et conserver pour vous 2 embryon(s).

À ce jour, nous possédons encore 2 embryon(s) cryoconservés dans notre laboratoire.

En conséquence, nous vous demandons de compléter, de signer et de nous retourner le document ci-joint :

« Devenir des embryons congelés »

afin de savoir si vous maintenez ou non votre demande parentale (conformément à la loi de bioéthique du 6 août 2004).

Nous vous prions d'agréer, Madame, Monsieur, l'expression de nos salutations distinguées.

Le laboratoire d'AMP

Ils disent qu'ils pourraient faire un procès à l'État pour dissimulation d'une information capitale. Nul n'est censé ignorer la loi, certes, mais la loi bioéthique est opaque, surtout si tout n'est pas expliqué clairement par le corps médical. En tout état de cause, ce couple refuse le don anonyme de leurs embryons. On en est là pour l'instant.

Je remarque – par parenthèse – avec intérêt que, après des années de traitements énergiques pour infertilité, l'enfant suivant a été conçu le plus naturellement du monde, comme le montrent les études épidémiologiques récentes.

Lors du congrès, la mère oratrice a été assaillie de questions. L'une, très pertinente : « Qu'est-ce que ces embryons représentent pour vous ? » Elle répond après réflexion : « Ils ont une immense valeur pour nous qui nous sommes donné tellement de mal pour les avoir. Nous ne pouvons pas les abandonner comme ça. » L'assistance se tait, impressionnée.

L'inhumanité – la dangerosité psychique – des dons d'embryons anonymes se passe de commentaires. Le législateur sera présent à ce congrès (en l'espèce Marisol Touraine). Voilà vingt ans hélas qu'on gère en France les embryons humains ou bien comme des « choses », ou bien comme des « personnes potentielles », ce qu'ils ne sont ni l'un ni l'autre. Il existe un déficit de pensée sur le statut et le devenir des embryons surnuméraires.

Mme G. la maman locutrice qui va témoigner me dit par téléphone que sa démarche et celle de son mari sont militantes et qu'elle a peur de passer pour un ovni. Mais toutes les réformes législatives ne sont-elles pas passées par la « phase ovni » ? À commencer par le vote des femmes, il y a quelques dizaines d'années.

Deux patientes mères célibataires viennent cette semaine, l'une après l'autre – un hasard – parler des questions que leur posent leurs filles, 6 ans chacune, sur l'absence de père. L'une a été adoptée bébé, l'autre a été conçue par double don de gamètes. Leurs questions sont à peu près les mêmes en dépit du fait que le village gaulois de la bioéthique les range dans deux catégories différentes. La mère adoptive est, elle, dans les clous. La « mère double don » en revanche se sent tellement stigmatisée qu'elle n'ose pas en parler, même à sa famille ; elle ne parle que du don de sperme, évident dans son cas.

Pourtant, ces deux personnes sont de bonnes mères toutes les deux. Il me semble cependant que la petite fille « double don » va plutôt mieux que la petite fille adoptée. Pourquoi ? Du fait, je pense, que la « mère double don » a un entourage plus chaleureux et soutenant (de la boulangère voisine à la libraire du quartier, en passant par la nounou, ses sœurs, ses collègues de travail, ses amis) que celui de la mère adoptive, qui est plus seule (dans le regret de ne pas avoir trouvé un homme pour adopter avec elle ?). Et surtout, surtout, la réponse à la question des petites filles : « Pourquoi j'ai pas de papa ? » est bien différente dans les deux cas. Dans le don, il n'y a pas d'abandon : la maman a dit à sa fille qu'un papa généreux qui avait ses enfants à lui a donné une petite graine dans un hôpital à des médecins (ce qui est vrai). La maman adoptive doit, elle, expliquer qu'un papa et une maman qui ne pouvaient pas la garder ont pensé qu'elle serait plus heureuse dans une autre famille et avec une autre maman (ce qui est vrai aussi, mais plus dur à encaisser).

Une patiente mère adoptive d'une petite fille, arrivée après de multiples FIV, a fait avec son mari une demande d'adoption pour un deuxième enfant. Or le couple dispose encore de deux embryons congelés depuis plus de dix ans. Qu'en faire maintenant qu'ils ont adopté un enfant et en veulent un second ? se demande-t-elle. Une tentative de grossesse dix ans après, est-ce raisonnable ?

Faut-il donner ces embryons ? Les détruire ? Toujours le même dilemme ignoré par le législateur. Banal pourtant.

Qu'on en juge. Nous avons en France près de deux cent mille embryons congelés. Nombre de couples procréateurs ne peuvent plus les utiliser pour eux car ils n'ont pas demandé des hordes d'embryons, juste un enfant. Certains ont fait leur plein d'enfants, d'autres ont adopté, d'autres ont renoncé au projet d'enfant, d'autres enfin ont divorcé (près de 50 % de la population française) et, dans ce dernier cas, les embryons restent de par la loi à disposition du centre hospitalier. Pour information, aux États-Unis, il arrive que les membres d'un couple divorcé se fassent des procès car parfois l'un des deux ex-conjoints veut garder les embryons pour les faire transférer dans l'utérus de la nouvelle compagne du mari, à moins que ce soit l'épouse qui veuille les garder pour elle et son nouveau compagnon. La jurisprudence (ou l'équivalent) est qu'en cas de désaccord de l'un des deux, c'est le « droit à la non-procréation » qui prévaut (« *When one of the gamete donors wishes to avoid procreation, that party will prevail*[12] »). Cela peut se discuter, mais c'est au moins cohérent.

L'un des intérêts d'avoir des enfants est d'avoir des petits-enfants. Cette chance me rend pleine d'empathie vis-à-vis de tous ces parents potentiels que je vois tous

12. Merci à Jennifer Merchant de m'avoir communiqué l'article de Judith F. Daar « Frozen embryo disputes revisited : A trilogy of procreation-avoidance approaches », *Journal of Law, Medicine and Ethics*, 2001, vol. 29, n° 1, p. 197-202.

les jours : que ce soit par AMP, adoption ou autre, ce qu'ils veulent aussi – parfois surtout –, c'est rendre leurs parents grands-parents. On ne le dit pas assez, notamment quand on discrédite stupidement le désir d'enfant – soi-disant égoïste. C'est ne pas voir plus loin que le bout de sa phrase.

Sur ces fortes considérations, mon petit-fils me demande si je suis mariée (sans doute parce que je suis seule et que son autre grand-mère vit avec son grand-père). J'explique. Puis vient une autre question : « Est-ce que tu es *amie* avec mon autre grand-mère ? » J'acquiesce, mais ça ne lui suffit pas. Il cherche visiblement un « terme de parenté » dans la mesure où je comprends qu'il voit, en lui-même, un lien entre ses deux grands-mères (de fait, un bout d'ADN de chacune doit se balader quelque part dans son capital). Désolée, mon garçon, dans notre pauvre vocabulaire français de parenté, ça n'existe pas. Une amie ethnologue me fait cependant remarquer que des termes de parenté entre belles-familles existent dans de nombreuses sociétés (en Turquie par exemple). Je vais inventer un terme en français, j'aime bien inventer des noms. Si je raconte ça, c'est que cet enfant pose de manière emblématique un problème que nous rencontrons presque tous dans nos familles plus ou moins « surrecomposées » : comment nommer les greffes de ces différents arbres, reliés par la loi, le sang, le nom, l'habitat, les rites, etc. ? L'ordre généalogique ne résout pas tout, loin de là.

Un exemple personnel renvoie à une des questions majeures et transversales de ce livre : « Qu'est-ce qu'une mère ? » Je considérais ma grand-mère maternelle comme ma mère, même si j'avais une mère très

– trop – présente... Je lui avais trouvé un nom spécifique (« Mémé » ou « Grand-Mère » n'auraient pas été du tout des termes adéquats) : c'était donc « Buzon ». Je dormais dans sa chambre (et elle dans la mienne) jusqu'à mes 16 ans, jour où elle est morte.

Une de mes filles me fait suivre cet e-mail qui lui est adressé (son nom a été trouvé sur Internet). Je le cite car, en fin d'ouvrage, il ne peut pas tomber mieux :

> « Bouteille à la mer : êtes-vous la fille de la troisième grand-mère de mes enfants ? Je ne serais jamais devenue mère sans Geneviève. Je pense beaucoup à elle en ce moment, mais je crains que le temps passé soit plus important que ce que je n'avais imaginé. Puis-je avoir de ses nouvelles ? »

Je me souviens de cette patiente (il y a quinze ou vingt ans) qui m'attribue une grand-maternité qui m'amuse et m'enchante. Je lui réponds pour la remercier et la rassure sur le fait que je suis toujours en fonctionnement – ce qui semble la tracasser.

À force d'empathie avec les infertiles chez des sujets qui ont l'âge d'être mes enfants, je me trouve ainsi nantie de nombre de petits-enfants transférentiels. Du moment que je n'ai pas à m'occuper d'eux pendant les vacances... à moins que je fasse « grand-mère nourrice agréée ».

Je regarde un récent *C dans l'air* sur les seniors de 52 ans qu'il faudrait recycler, sinon « poubelle », dit d'un air docte un mec de 45 ans avec de grosses lunettes pour faire plus sérieux. On croit rêver... Un senior de cet âge avancé qui vient d'être recyclé est justement interviewé : il a pris vingt ans de moins en trouvant un petit boulot, dit-il, bien formaté pour répondre en ce sens. C'est n'importe quoi, cette dictature de la jeunesse qui, en l'occurrence, sert tout simplement à masquer l'augmentation dramatique du chômage. Les jeunes n'ont pas de boulot et les seniors de plus de 50 ans non plus. Tout le monde doit être dans la tranche 28-45 ans. Sinon, dégagez.

Dois-je me recycler ? Je préfère rester congelée... bien au chaud à réchauffer les embryons et les enfants.

Mai

Je me suis donné neuf mois pour ce journal de bord, il est donc temps de le clore.

Relisant ces pages, j'ai envie de m'identifier à un lecteur étranger à la tribu des infertiles qui se dira peut-être que ces histoires sont très marginales et pour le moins bizarres. S'il est bienveillant... S'il l'est moins, il se dira que ce sont des histoires « folles ». D'autres lecteurs en revanche penseront que le monde a vraiment changé quand il s'agit de faire des enfants. Et je sais par expérience (congrès, conversations) que les histoires dont je me suis fait l'écho dans ce livre en les présentant comme « normales » feront hurler certains (les manifestants antimariage pour tous par exemple, c'est-à-dire 50 % des Français !). À juste titre, au fond... Sans bien saisir tous les enjeux de ce qui se passe en AMP, ils voient que c'est un changement de société dont le hasard de l'histoire fait qu'ils sont à la charnière. Leurs parents n'ont, par exemple, pas connu la contraception, n'ont pas divorcé ; l'homosexualité ne semblait tout simplement pas exister.

Sur le premier point, celui des « cas marginaux », j'insiste sur le fait qu'au-delà de la complication de ces parcours procréatifs, il faut bien voir que ces « infertiles », parents potentiels, sont des citoyens lambda, nos cousins, amis ou voisins, qui ont juste eu la malchance de rencontrer des difficultés pour procréer. Ils me semblent en réalité tout à fait représentatifs de la société actuelle ; ce sont des citoyens du monde, très informés, prêts à tout mettre en œuvre de manière rationnelle afin de réaliser leur projet parental, qui n'est au demeurant pas délirant ! Hétérosexuels pour la majorité d'entre eux (je n'ai suivi que sept histoires homoparentales sur trente-huit), ces sujets se sont trouvés pour la plupart exclus de la loi française, le traitement de leur infertilité n'étant pas possible ou pas autorisé en France (à l'exception de l'IAD anonyme). Ils se sont donc résolus à faire des AMP à l'étranger au terme de galères souvent incroyables. Puis, ils sont revenus en France dès la conception pour mettre au monde de petits Français qui financeront nos retraites.

Sur le deuxième point, celui du changement de paradigme dans la procréation, je ne peux qu'être d'accord. Remarquons cependant que ce changement a commencé il y a quelques décennies, dès 1967 avec la contraception (loi Neuwirth). Puis, la maîtrise de la procréation a évolué jusqu'à l'invention de la fécondation *in vitro*, une vraie révolution, bien plus qu'une évolution.

Le développement des sciences aurait infligé trois blessures narcissiques à l'humanité, soulignait Freud : la première est due à Nicolas Copernic, qui a montré que c'était la Terre qui tournait autour du Soleil et qu'elle n'était pas comme on le croyait au centre de l'Univers ; la deuxième est due à Charles Darwin, qui a montré que l'homme et le singe ont des ancêtres communs ; avec le développement de la notion d'inconscient, Freud a montré lui-même que le moi n'est pas maître chez lui.

Il me semble que l'invention de l'AMP, en donnant à l'homme la maîtrise de la fécondation, représente une quatrième blessure narcissique. C'est un saut épistémologique aussi important que les précédents : en organisant la rencontre des cellules germinales mâles et femelles *in vitro*, hors du corps de la femme, l'homme a créé un embryon « libre » pouvant être transféré chez une femme (pourquoi pas une vache ou une brebis ?) qui n'est pas forcément celle qui a fourni ses gamètes. Cet embryon est en outre susceptible d'être congelé, donc de défier le temps, voire l'ordre des générations. C'est à partir de là que se décline toute la clinique de l'AMP.

Parallèlement, on a assisté à une autre évolution. La prise en compte du fait que le désir sexuel soit tourné vers des personnes du même sexe ne fait plus de l'homosexualité une maladie ni une perversion, mais simplement une autre forme de sexualité, une sexualité *autre*. Remarquons aussi que, dans une démocratie telle la nôtre, les minorités se battent pour obtenir et exercer les mêmes droits que les majorités, ce qui a été l'un des fils rouges de la loi sur le mariage et de la demande des couples homosexuels d'avoir accès à l'AMP comme tout le monde, sujet dont la discussion par le Parlement a été différée tout récemment. Et pourtant... Freud n'avait-il pas affirmé dans *Malaise dans la culture* que « l'homme est un animal doué d'une disposition à la bisexualité » ? Tout le monde ne l'a pas lu, il est vrai.

Relisant ces pages après une période de latence (le *post-partum* ?), il m'a aussi semblé y discerner un ou deux fils rouges. Cinq ou six des parcours pour « faire famille » que j'évoque sont récurrents ; leur fréquence m'a frappée, mais *a posteriori* seulement.

Le premier est presque emblématique : c'est l'histoire d'un couple qui a eu un premier enfant sans problème, mais a rencontré des difficultés pour en avoir un second, la mère ayant entre-temps pris quelques années ou étant atteinte d'une ménopause précoce (à 38 ans par exemple). Les médecins ont alors dit au couple qu'il ne leur restait que le don d'ovocyte, mais qu'il y avait trois ou quatre ans d'attente, car très peu de candidates en France se bousculent au portillon. Or quatre ans d'attente quand on a 38 ans et un enfant de 6 ans, c'est intolérable, et procréer tard n'est pas sans risques médicaux importants. Ces couples ont alors rencontré des associations (ou sont passés par Internet) et ont constaté qu'ils pouvaient faire rapidement des FIV avec dons dans des pays voisins, en étant pris en charge dans des cliniques jouissant d'une réputation internationale. En outre, le taux de succès est bien supérieur à la nature (70 % contre 25 % s'ils avaient pu faire ces FIV eux-mêmes quand ils étaient plus jeunes). Seul problème : le coût. Ceux qui le peuvent font des sacrifices financiers importants, quitte à s'endetter. Certains ont mal vécu l'anonymat du don ; pour d'autres, ce sont les questions « annexes » qui leur ont posé problème : faut-il le dire à l'enfant ? Quand ? Et à l'entourage ? Quelles sont les motivation de la donneuse ? Que penser du dédommagement financier ? *Quid* des choix concernant les embryons congelés ?

D'autres ont mal vécu leur grossesse si chèrement obtenue, avec ces dons de gamètes parfois. Comme le protocole médical n'a pas lieu en France, ils n'ont pas grand-monde à qui en parler. Des associations, Maia ou Les Cigognes de l'espoir par exemple, sont heureusement là pour pallier ce déficit de parole et d'information.

Deuxième parcours : celui du recours à un double don de gamètes à l'étranger. Le fait de voir que ces cas augmentaient en fréquence a constitué une de mes surprises les plus importantes en relisant ces pages, les patients en situation de double infertilité semblant préférer ce choix à celui d'un accueil d'embryon qui est, à l'inverse, gratuit et relativement facile à obtenir en France pour les couples hétérosexuels. Les raisons sont expliquées par certains : peur de « voler » l'enfant d'un autre couple, peur d'être responsable d'un futur adulte qui recherchera en vain son histoire, au moins son ascendance. Pour la majorité des couples ou des célibataires que j'ai vus dans ce cas, le choix était presque évident : ils souhaitaient un enfant conçu pour eux, à défaut de l'être par eux. Comme chacun d'entre nous qui avons la chance d'avoir un enfant.

Troisième parcours : les laissés-pour-compte de l'AMP, ceux que les Australiens, pionniers en matière de FIV, nomment les *drop-out*. Les chiffres sont terribles : après des parcours d'AMP de tous types, avec ou sans dons, *un couple sur deux sort de la FIV sans enfant*. Il se trouve que, dans l'« échantillon » sur lequel je me suis penchée au cours de ces neuf mois d'écriture, je n'ai rencontré qu'une patiente dans ce cas. Cependant, j'ai eu, pendant cette période, le privilège de lire puis d'écrire l'un des quatre contrepoints qui entourent le livre de Géraldine Jumel-L'Homme, *L'Impossible enfant. Don d'ovocytes, l'envers du décor*[13]. Cette mère possible et son mari ont fait tout le parcours du combattant tant de l'AMP que de l'adoption pour se retrouver en bout de course au point de départ, avec quelques années de plus… et aussi quelques embryons inutilisables, ces « petites choses endormies », comme l'écrit l'auteur avec élégance. Le sous-titre de son ouvrage, « Si près de l'enfant », est loin d'être une métaphore : l'auteure a eu la chance – en même temps que le malheur – de vivre une grossesse qui s'est, hélas, terminée par une mort *in utero* d'une petite fille qui, n'ayant pas atteint les vingt-deux semaines de gestation, n'a même pas pu figurer sur le livret de famille des parents, obstacle supplémentaire au travail de deuil. « Si près de l'enfant » aussi parce que l'auteure avait déjà eu, dans le passé, une autre preuve de sa fertilité en même temps qu'un autre deuil d'enfant à faire, pas complètement refermé. (Un deuil l'est-il d'ailleurs jamais ?) Ces parents possibles

13. Érès, coll. « La vie de l'enfant », 2013.

ont, on le verra, bu le calice jusqu'à la lie – la mère surtout, car en FIV, par définition, c'est davantage la femme qui est la patiente. Les hommes et futurs pères sont à peine regardés dans les yeux par les médecins, considérés qu'ils sont comme de simples « pourvoyeurs de sperme », selon l'expression de l'auteure.

Quatrième parcours : celui du devenir des embryons congelés. C'est, on l'a vu, un débat philosophique particulièrement maltraité par la loi bioéthique. Protocole médical habituel en FIV, la congélation des embryons surnuméraires met le psychisme des parents à rude épreuve : si toutes les tentatives de transfert sont épuisées et que « ça » (un « ça » très groddeckien !) n'a pas marché, les couples sont en situation de devoir faire leur deuil d'enfant (formule qui leur est en permanence assénée) alors qu'il leur reste, dans les congélateurs des hôpitaux, des « enfants possibles ». Situation hautement paradoxale qui a conduit Géraldine Jumel-L'Homme à écrire : « Je suis mère d'une série d'enfants jamais nés dont la vie a été très courte. Cela me désespère, mais je me considère malgré tout comme une mère. » Le paradoxe est en effet omniprésent : nombre de couples ont une preuve vivante de leur fertilité et doivent en même temps faire leur deuil d'enfant ! La question du devenir des embryons congelés est un « fil rouge » de cet ouvrage, non seulement pour les couples qui demeurent sans enfants, mais aussi pour ceux qui ont eu les deux ou trois enfants qu'ils souhaitaient mais qui ont dû faire des « choix de Sophie » pour le devenir de ceux qui restent, qu'ils n'ont pas voulu, mais qu'ils ne veulent pas abandonner de manière anonyme comme des « choses dont on n'a plus besoin ». Sans parler du statut complexe de ceux de ces embryons qui naîtront « frères et sœurs d'étuve » de leurs propres enfants : comment balayer d'un revers de main le fantasme d'inceste ?

Cinquième parcours : celui de l'homoparentalité. Ces histoires ont été minoritaires pendant cette période de neuf mois, ce qui a été une surprise pour moi qui suis connue pour mes positions plutôt ouvertes sur la question. En outre, la loi sur le mariage pour tous a été votée par hasard juste au milieu de ce créneau temporel (en janvier 2014), sans compter les manifestations et contre-manifestations qui ont tendu à faire croire que nombre de sujets en couple homosexuel allaient se hâter de se marier et de procréer à tout va une fois cette loi votée. Or les chiffres récents ont montré que c'étaient principalement des quadras ou quinquas hommes qui se sont mariés, peu intéressés par la question de la procréation ! Reste, à propos de cette loi, un « os », une grande déception pour les jeunes couples homos (des femmes en général) qui avaient déjà des enfants et qui auraient voulu se marier pour assurer une filiation pérenne à l'enfant de la mère qui n'avait pas accouché. Le refus par certains tribunaux de la procédure d'adoption de l'enfant du conjoint en dit long sur le conservatisme de la société française.

Je ne reviens pas sur les histoires d'adoption dont les enjeux psychiques sont mieux connus car plus anciens que ceux de l'AMP. Sinon pour souligner que – contrairement à une idée reçue – l'adoption est plus coûteuse que l'AMP et que les questions de secret et d'anonymat y sont plutôt plus compliquées.

Last, j'ai accompagné un seul cas de GPA pendant ces quelques mois… alors que je suis peut-être l'un des quelques psys à Paris qui ait l'expérience de ces histoires en France et à l'étranger[14]. Là encore, « beaucoup de bruit pour rien »…

Dernier clin d'œil sur ces histoires : celle qui m'a semblé la plus à risque pour l'enfant dont il est question est l'histoire du couple où l'un des parents est transsexuel. Or l'opération d'un sujet transsexuel (ici un homme qui a procréé naturellement puis a été opéré pour devenir une femme) est parfaitement légale en France. La légalité ne constitue décidément pas un brevet de normalité ; les conceptions avec des dons de sperme anonymes garantis par la loi l'ont montré depuis trente ans[15].

Je me suis ensuite posé la question de l'importance de la psychanalyse dans ce livre. Il y a longtemps, je m'étais demandé si on pouvait rester psychanalyste quand on s'occupe de procréations artificielles[16]. Ma réponse à l'époque était : oui, mais… Et j'avais avancé l'idée que, sur ces sujets, l'or de la psychanalyse risquait d'être altéré par le plomb des techniques. Je dirais aujourd'hui : oui et quand bien même. Entre l'or et le plomb, il peut y avoir l'argent, l'étain, que sais-je encore ?

La psychanalyse a en tout cas aidé en premier lieu la psychanalyste que je suis. Sans mon bagage analytique,

---

14. G. Delaisi de Parseval et C. Collard, « La gestation pour autrui. Un bricolage des représentations de la paternité et de la maternité euro-américaines », *L'Homme,* 2007, n° 183, p. 29-53.

15. A. Kermalvezen, *op. cit.*

16. « Propos sur le saturnisme » ou « Peut-on rester psychanalyste quand on s'occupe de procréations artificielles ? », *Revue française de psychanalyse,* 1993, n° 4, p. 1255-1226.

je n'aurais pas pu m'engager à un rythme aussi soutenu, avec la neutralité bienveillante nécessaire, dans ces échanges souvent ardus avec les membres de la tribu des infertiles. Sans la psychanalyse, le cinéma n'aurait pas suffi. Je ne voudrais pas entrer dans des références fastidieuses, mais je souhaite dire que l'un des auteurs qui m'a le plus fait réfléchir sur ces sujets est Sándor Ferenczi, contemporain de Freud : il a notamment montré que ce qui rendait une situation traumatique, c'était surtout l'interdiction qui était faite d'en parler et le désaveu de la part de l'entourage[17]. C'est une situation emblématique de nombre d'histoires d'AMP. Un texte de Freud résonne aussi dans ce champ : le père de la psychanalyse avait insisté sur la notion de « dommage psychique causé par une exception ». Il disait qu'il s'agissait d'événements dont les sujets se savaient innocents et qu'ils pouvaient considérer comme un préjudice porté à leur endroit[18]. On peut penser à la situation d'un enfant donné en tant qu'embryon et transféré dans l'utérus d'une autre mère qui va devenir sa vraie mère, à un enfant conçu par don anonyme ou à ceux qui sont nés après une « réduction embryonnaire », les « survivants », comme on les nomme dans nos milieux.

« Raconter la vie » : tel était le défi de ce livre inclassable. Car en racontant la vie de certains patients, je me suis fait en même temps l'ethnographe de la mienne. Cela peut agacer certains. On me reprochera d'avoir

17. « Analyses d'enfants avec des adultes », *Psychanalyse 4*, *in Œuvres complètes*, tome 4 : *1927-1933*, Paris, Payot, 1982, p. 109.

18. « Quelques types de caractère dégagés par le travail psychanalytique », 1916, *in* S. Freud, *Œuvres complètes*, XV, Paris, PUF, 1996, p. 17.

galvaudé la place mystérieuse du sachant qui n'aurait pas de vie privée (il en a une évidemment, mais le patient ne peut que fantasmer à ce sujet). J'assume cette transgression dont la raison principale est la suivante : je n'ai parlé à 90 % que de patients membres d'une tribu dont, petit à petit, je suis devenue partie moi-même, comme ethnographe et comme psy. Ce sont des patients, c'est vrai, mais je ne les reçois pas pendant des années, allongés comme je le fais avec mes analysants. Je vois la majorité d'entre eux en face-à-face pour quelques séances, quelques mois, voire quelques années espacées par de longs intervalles. Le fait qu'ils sachent des choses sur moi peut en réalité être utile : mon âge par exemple ou le fait que je sois grand-mère sont possiblement des « adjuvants ».

J'ai eu la chance d'avoir un poste d'observation unique à la charnière du passage d'une conception exclusivement *in utero* à une conception possiblement *in vitro,* évolution/révolution qui en dit long sur la société de demain et dépasse de loin les histoires contées dans ce livre. Il m'est difficile de ne pas me laisser à fantasmer, en psychanalyste, sur ce saut épistémologique, même si des flots d'encre ont coulé sur ce sujet depuis les débuts de la fécondation *in vitro*. Et ce, d'autant que les résistances de la société à ce qu'on appelait à l'époque la « révolution procréatique » sont toujours aujourd'hui arc-boutées sur le même refus de cette transgression majeure de la « nature » qu'est le viol de l'axiome : c'est une relation sexuelle entre deux corps humains de sexe différent qui donne lieu à une conception.

In fine, une note à la fois optimiste sur le présent et un peu plus inquiète sur l'avenir. Dans toutes les histoires familiales racontées ici, on peut constater qu'il y a toujours eu du lien social organisé autour de la procréation. Ce lien ne me paraît pas particulièrement menacé par l'AMP dans ses déclinaisons actuelles. Ma crainte personnelle (un fantasme peut-être ?) se situe autour de l'ectogenèse, alias la grossesse *in vitro*. *Quid* du lien psychologique et social, du lien parent/enfant, une fois le bébé bien au chaud dans son incubateur ? Les parents viendront à tour de rôle ou ensemble (?) faire une visite au labo pour voir si tout fonctionne bien. (Fini ainsi les sempiternelles discussions sur le genre puisque les parents ne seront que des géniteurs, donc égaux en tous points.) Il me semble probable que certains procréateurs désinvestiront, oublieront, surveilleront le déroulement de la grossesse à partir de leur tablette depuis le métro ou le boulot ; ils se sépareront comme les autres, plus ? moins ? Ce sera la technique seule qui assurera la naissance.

Où sera le lien sans grossesse, et pour les parents et pour le bébé ?

Peut-être faudra-t-il alors inventer une nouvelle métapsychologie des substances et des gènes.

Un nouveau Freud est attendu.

histoires familiales, des contextes, etc., on peut constater qu'il y a toujours eu [illegible] de la [illegible] que [illegible] de l'ADN dans [illegible] actuelle. [illegible]

[illegible]

[illegible]

Pourquoi [illegible] psychologie [illegible]

[illegible] Freud est absent.

Remerciements

Je remercie très sincèrement Odile Jacob, qui a immédiatement perçu le sens de ce livre improbable.

Je remercie chaleureusement Jean-Luc Fidel de m'avoir maternée pendant ces neuf mois et Émilie Barian d'avoir contribué à l'accouchement.

DU MÊME AUTEUR
CHEZ ODILE JACOB

Le Roman familial d'Isadora D., 2002.
L'Art d'accommoder les bébés, avec Suzanne Lallemand, 2001.
La Part de la mère, 1997.
Enfant de personne, avec Pierre Verdier, 1994.

Cet ouvrage a été transcodé et mis en pages
chez NORD COMPO (Villeneuve-d'Ascq)

Achevé d'imprimer en septembre 2014 sur rotative numérique Prosper
par Soregraph à Nanterre (Hauts-de-Seine).

Dépôt légal : septembre 2014
N° d'édition : 7381-3148- X
N° d'impression : 13971

L'imprimerie Soregraph est titulaire de la marque
Imprim'vert® depuis 2004.

Imprimé en France